JN050591

令和元（2019）年度～令和5（2023）年度実施分

フードスペシャリスト資格認定試験過去問題集

2024年版

付 専門フードスペシャリスト資格認定試験問題

（公社）日本フードスペシャリスト協会　編

建帛社
KENPAKUSHA

は じ め に

　フードスペシャリストは，「食」に関する総合的・体系的な知識・技術を身につけ，豊かで安全かつバランスのとれた「食」を提案できる力をもつ「食」の専門職です。フードスペシャリストは，1〜2週間の研修を受講して得られる即席資格ではありません。フードスペシャリストになるには，①大学・短期大学の，当協会が認定した学科（養成機関）で食について幅広く学び，②その中で，協会が指定する必修科目の全単位を修得し，③協会が実施する資格認定試験に合格する必要があります。

　資格認定試験は，フードスペシャリスト養成課程の必修科目の内容をしっかり身につけているかどうかを確認するものです。また，平成26年度の資格認定試験より，次の3種類の資格区分を設けて実施しています。
　　①フードスペシャリスト資格
　　②専門フードスペシャリスト（食品開発）資格
　　③専門フードスペシャリスト（食品流通・サービス）資格
　フードスペシャリスト資格は，従来どおり食に関する総合的・体系的な知識・技術を基本的に身につけている方に与える資格です。
　専門フードスペシャリスト資格は，フードスペシャリスト資格を取得済みまたは取得見込みの方がチャレンジする専門性や実用性が高く難易度も高い資格です。

　資格認定試験は，養成機関を設置している大学・短期大学に委託して，毎年1回，原則として12月の第3日曜日に実施することになっており，令和5年度は12月17日（日曜日）に実施しました。フードスペシャリスト資格認定試験は，9：30〜10：50の80分間，専門フードスペシャリスト資格認定試験は，11：10〜12：30の80分間で，「食品開発」と「食品流通・サービス」のいずれかを選択して行います。

　各資格認定試験の問題は，いずれも全60問で，五肢択一方式です。それぞれの資格にふさわしい内容・水準としています。

　本書は，フードスペシャリストの資格取得を目指す人に向けて，実際の認定試験に出題された問題を編纂したものです。
　フードスペシャリスト資格認定試験は，直近の令和5年度の試験をそのままの形で収録し，令和元年度から令和5年度の出題を出題科目分野別に収録しています。また，専門フードスペシャリスト資格認定試験は，令和4年度，令和5年度の出題を共通問題と専門選択問題

に分けて掲載しています。解答編は，別冊子とし，フードスペシャリスト資格認定試験は令和
5年度分と分野別過去問題5年分（令和元年度から令和5年度），専門フードスペシャリスト
資格認定試験は令和5年度分について簡単な解説を付けています。なお，出題時から今日ま
での間，制度変更や統計データの変化がありましたが，当時の認定試験問題のまま掲載して
いますので，ご利用にあたってはご留意ください。

　食や食生活を巡っては，現実にはさまざまな問題があり，安全性の確保，表示の適正化，
超高齢社会への対応など多くの課題があります。フードスペシャリスト資格を取得し，これ
らの問題や課題に応えつつ，食関係業界で活躍していただければ幸いです。

　　令和6年2月

　　　　　　　　　　　　　公益社団法人　日本フードスペシャリスト協会

目 次

令和5年度
フードスペシャリスト資格認定試験　問題

◎指示があるまで開かないでください。

〔注意事項〕

1．試験の時間

試験時間は、80分（1時間20分）です。

2．試験問題の数

試験問題は、1から60まで60問です。

3．養成機関コード、受験番号、氏名の記載方法

まず、受験票により解答用紙上段の養成機関コード（5ケタ）、受験番号（3ケタ）、氏名（フリガナ付）を数字と文字で記入してください。次に養成機関コード及び受験番号の該当する◯を塗りつぶして（マークする）ください。

※マークのしかた

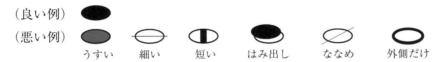

（良い例）

（悪い例）　うすい　細い　短い　はみ出し　ななめ　外側だけ

4．解答用紙

解答用紙は、各問題の（1）から（5）の中から質問に対する答えを一つ選び、解答用紙の解答欄に該当する部分（番号）の◯を塗りつぶしてください。

なお、各問題に二つ以上解答する（塗りつぶす）と、誤りとなりますので注意してください。

5．その他の注意事項

(1)解答の作成には、必ずHBの鉛筆を使用し、濃く塗りつぶして（マークする）ください。

その際、◯の外にはみ出さないように注意してください。

(2)解答を修正した場合は、必ず「消しゴム」であとが残らないように完全に消してください。

なお、鉛筆の色が残ったり、「●」のような消し方などをした場合は、修正したことになりませんので注意してください。

(3)解答用紙を折り曲げたり、メモ等で汚したりしないよう特に注意してください。

（令和5年12月）

フードスペシャリスト論

問題1 フードスペシャリストの活動分野についての記述である。**誤っているもの**を一つ選びなさい。

（1）食品衛生の分野において、食品加工工場に立ち入り衛生管理状況について指導する。

（2）食品開発の分野において、新商品開発のためのマーケティングなどの活動を行う。

（3）販売の分野において、顧客を対象として食品の調理法や献立について助言を行う。

（4）飲食の分野において、調理担当者に対し新しい調理システムの助言などを行う。

（5）流通の分野において、食品の品質調査、需給調査、情報収集などを行う。

問題2 食品加工・保存技術史についての記述である。**正しいもの**を一つ選びなさい。

（1）人類は、食べ物をおいしくすることを主目的として食品の加工を始めた。

（2）塩蔵は、乾燥よりも古い加工技術である。

（3）イミテーションフーズは、最近では栄養改善を目的にしたものもある。

（4）酢は、酒が酢酸発酵したものだが、酒よりもずっと後につくられるようになった。

（5）冷凍食品は米国で始まったが、一般に普及したのは 1990 年代以降である。

問題3 食作法や宗教との関係についての記述である。**正しいもの**を一つ選びなさい。

（1）食法は、主に料理や食事様式に関連しており、宗教的規範とはあまり関係しない。

（2）箸食は中国で始まったが、日本は日常的に飯も汁も箸のみで食べる特有の箸食である。

（3）ヨーロッパでナイフ・フォークが一般に使用され始めたのは、10 世紀頃である。

（4）食の禁忌を戒律としているのは、極めて限られた宗教においてである。

（5）ハラールとはイスラム教の食物の認証で、豚肉不使用のみを示すものである。

問題4　日本で、庶民においても一日 3 回食が一般化するようになった時代として、**正しいもの**を一つ選びなさい。

（1）奈良時代
（2）平安時代
（3）鎌倉時代
（4）江戸時代
（5）明治時代

問題5　環境と食についての記述である。**誤っているもの**を一つ選びなさい。

（1）フードマイレージは、エネルギー消費と直結するため、環境への負荷の指標となる。
（2）循環型社会の実現には、リデュース、リユース、リサイクルの 3 つの R が大切である。
（3）家庭での食品ロスで多いのは、穀類である。
（4）農業体験ができるアグリツーリズムは、広義のスローフード運動の一つである。
（5）バーチャルウォーターとは、輸入食品を消費地でつくった場合に必要な水の量である。

問題6　機能性表示食品についての記述である。**誤っているもの**を一つ選びなさい。

（1）容器包装に入れられた生鮮食品も対象である。
（2）事業者は、商品の販売前に安全性および機能性の根拠に関する情報など必要な事項を消費者庁長官に届け出なければならない。
（3）疾病の診断、治療、予防を目的としたものではないことを表示しなければならない。
（4）対象者には、未成年者、妊産婦、授乳婦も含まれる。
（5）国による安全性と機能性の審査は行われない。

食品の官能評価・鑑別論

問題7 官能評価室についての記述である。**誤っているもの**を一つ選びなさい。

（1）官能評価は、集中できるように静かな部屋がよい。

（2）官能評価室の室温は、20 〜 23℃に保つ。

（3）官能評価室の湿度は、50 〜 60％が適している。

（4）一般的な試料を比較する時の部屋の明るさは、200 〜 400 ルクスとする。

（5）ブース内は、部屋外の臭気が入らないように陰圧で換気する。

問題8 官能評価の手法についての記述である。**正しいものの組合せ**を一つ選びなさい。

a．順位法は、試料の好ましさなどについて順位をつける方法である。

b．プロフィール法は、試料の特性を描写して記録する方法である。

c．2点識別試験法は、どちらが好ましいかを判断させる方法である。

d．評点法は、試料間の差を相対的に比較する方法である。

　（1）aとb　　（2）aとc　　（3）aとd　　（4）bとc　　（5）cとd

問題9 食品の保存についての記述である。**正しいもの**を一つ選びなさい。

（1）MA包装は、包装内の酸素濃度を上昇させる方法である。

（2）温くんは、100 〜 120℃で30分間くん煙する方法である。

（3）チルドは、−15℃付近の温度帯で食品を保存する方法である。

（4）脱酸素剤は、好気性微生物の増殖抑制に有効な方法である。

（5）紫外線照射は、ジャガイモの発芽抑制を目的に利用されている方法である。

問題１０　麦類と食品についての組合せである。**誤っているもの**を一つ選びなさい。

（1）小麦の中力粉 ——————— うどん

（2）デュラム小麦 ——————— パスタ

（3）大麦の二条種 ——————— ビール

（4）ライ麦 ——————— 黒パン

（5）エンバク ——————— ハルサメ

問題１１　野菜についての記述である。**誤っているもの**を一つ選びなさい。

（1）ニンジンは、皮層部が厚く芯部が発達しているものがよい。

（2）キャベツは、小型のグリーンボウルの流通が多くなっている。

（3）ホウレンソウは、西洋種と東洋種がある。

（4）サラダ菜は、レタスの一種である。

（5）ズッキーニは、ペポ・カボチャの一種である。

問題１２　魚介類の加工品についての記述である。**正しいものの組合せ**を一つ選びなさい。

a．スルメは、煮干し品である。

b．イシルは、イカやマイワシを原料とする魚醤油である。

c．カズノコは、スケトウダラの卵を塩蔵したものである。

d．キャビアは、チョウザメの卵を塩蔵したものである。

（1）aとb　　（2）aとc　　（3）aとd　　（4）bとc　　（5）bとd

問題13 肉類とその加工品についての記述である。**誤っているもの**を一つ選びなさい。

（1）馬肉は、馬刺しとして生食も行われる。

（2）ビーフジャーキーは、牛肉を塩漬後、乾燥したものである。

（3）プレスハムは、小さな肉片をまとめてつくられる。

（4）ベーコンは、豚塩漬け肉を長時間乾燥・くん煙してつくられる。

（5）フランクフルトソーセージのケーシングには、主に牛腸が用いられる。

問題14 鶏卵についての記述である。**誤っているもの**を一つ選びなさい。

（1）賞味期限の表示は、義務付けられている。

（2）比重は、保存中に大きくなっていく。

（3）卵黄の色は、カラーチャートなどで測定できる。

（4）気室の増大は、透光検査でチェックできる。

（5）ハウユニットは、鮮度低下とともに低下する。

問題15 茶類についての記述である。**正しいもの**を一つ選びなさい。

（1）緑茶は、半発酵茶である。

（2）紅茶の取引で使用される等級区分は、茶葉の色にもとづいている。

（3）玉露のカフェイン含量は、煎茶より多い。

（4）ウーロン茶は、ビタミンCを多く含んでいる。

（5）番茶は、茶葉を微粉末に挽いて製造する。

食品の安全性に関する科目

問題16　感染症法の四類感染症を起こす細菌である。**正しいもの**を一つ選びなさい。

（1）コレラ菌
（2）赤痢菌
（3）腸管出血性大腸菌
（4）ボツリヌス菌
（5）チフス菌

問題17　アニサキスについての記述である。**正しいもの**を一つ選びなさい。

（1）終宿主は、ヒトである。
（2）ヒトでは、肝臓に寄生する。
（3）通常の加熱調理では、死滅しない。
（4）主な感染源は、淡水魚である。
（5）−20℃で24時間以上の冷凍保存により、死滅する。

問題18　細菌についての記述である。**正しいもの**を一つ選びなさい。

（1）多くの食中毒起因菌は、pH2以下でよく増殖する。
（2）偏性嫌気性菌は、酸素を必要とする。
（3）独立栄養細菌は、栄養素として有機物を必要とする。
（4）水分は、結合水を利用している。
（5）低温細菌は、7℃以下でも増殖する。

問題19　HACCP の 7 原則 12 手順である。**誤っているもの**を一つ選びなさい。

（1）管理基準の設定

（2）危害要因の分析

（3）重要管理点の決定

（4）製造設備の衛生管理

（5）モニタリング方法の設定

問題20　細菌と自然界における主な常在場所の組合せである。**正しいもの**を一つ選びなさい。

（1）サルモネラ属菌　　　————　　　土壌

（2）腸炎ビブリオ　　　————　　　哺乳動物の腸管内

（3）カンピロバクター　————　　　哺乳動物の腸管内

（4）黄色ブドウ球菌　　————　　　海産魚介類

（5）セレウス菌　　　　————　　　ヒトの体表面

問題21　食品添加物の表示に関して、用途名併記が義務付けられているものはどれか。**正しいもの**を一つ選びなさい。

（1）香料

（2）酸味料

（3）着色料

（4）乳化剤

（5）膨張剤

問題２２　自然毒についての記述である。**正しいもの**を一つ選びなさい。

（1）フグの毒は、アミグダリンである。

（2）イシナギの肝臓には、多量のビタミン E が含まれる。

（3）スイセンには、サキシトキシンが含まれる。

（4）毒きのこは、採取場所や時期により有毒成分が異なる。

（5）ジャガイモのソラニンは、芽部と緑化した部分に多い。

問題２３　食品の安全性の確保についての記述である。**正しいもの**を一つ選びなさい。

（1）活魚は、他の食品への二次汚染を起こさない。

（2）鮮魚のパーシャルフリージングは、微生物の増殖を高める。

（3）果実から発生するエチレンガスは、野菜の日持ちをよくする。

（4）冷凍食品の油焼け防止には、フリーザーバッグに入れて空気を抜いて保存する。

（5）卵白に含まれるリゾチームは、細菌の毒素を無毒化する。

栄養と健康に関する科目

問題24 食欲の調節についての記述である。**正しいもの**を一つ選びなさい。

（1）食欲は、摂食中枢の脂肪酸感受性ニューロン（空腹ニューロン）により引き起こされる。

（2）食欲は、摂食中枢のグルコース感受性ニューロン（満腹ニューロン）により抑制される。

（3）食欲は、胃や消化管で分泌されるグレリンにより抑制される。

（4）食欲は、脂肪細胞から分泌されるレプチンにより亢進される。

（5）食欲は、長期的に見て体脂肪量（エネルギー貯蔵量）の増減により調節されている。

問題25 たんぱく質の栄養価についての記述である。**正しいもの**を一つ選びなさい。

（1）たんぱく質の栄養価は、体構成たんぱく質となる割合が高いものほど高い。

（2）生物価は、汎用的なたんぱく質栄養価評価法である。

（3）生物学的なたんぱく質の評価法には、プロテインスコアやアミノ酸価がある。

（4）生物価は、ヒトの必要な必須アミノ酸組成と比較して最も不足しているアミノ酸の割合で示される。

（5）正味たんぱく質利用効率（NPU）は、吸収窒素量に対する体内保留窒素量の割合として示されている。

問題26 「妊娠前からはじめる妊産婦のための食生活指針」についての記述である。**誤っているもの**を一つ選びなさい。

（1）若い女性において、低体重の割合が増加していることなどから「妊産婦のための食生活指針」が改定された。

（2）妊娠前から、健康なからだづくりを目指すものとして策定されている。

（3）「妊娠中の体重増加は、お母さんと赤ちゃんにとって望ましい量に」として、「妊娠中の体重増加指導の目安」が示されている。

（4）「主食」から、たんぱく質をしっかりとることを推奨している。

（5）「無理なくからだを動かしましょう」と、健康なからだづくりに重要な運動項目が追加されている。

問題２７　健康の維持・増進についての記述である。**正しいもの**を一つ選びなさい。

（１）日内リズム（サーカディアンリズム）は、日中の活動時間内での生体リズムのことである。

（２）多様化した社会における「健康」の考えには、疾病がある状態は含まれない。

（３）「健康日本 21（第三次）」の基本方針には、社会環境の整備・改善は含まれない。

（４）人体のホメオスタシスは、健康維持とは無関係である。

（５）平均余命とは、ある年齢の人々がその後何年生きられるかという期待値のことである。

問題２８　「健康日本 21（第二次）」についての記述である。**誤っているもの**を一つ選びなさい。

（１）地域保健法をもとにして策定された。

（２）健康寿命を延ばすことを目的にしている。

（３）生活習慣に関する具体的な数値目標を設定している。

（４）生活習慣病の予防を目的にしている。

（５）社会全体による支援環境の整備を図ろうとするものである。

問題２９　次の生化学検査の中で、肝臓疾患の評価指標となるものはどれか。**正しいもの**を一つ選びなさい。

（１）空腹時血糖値

（２）γ‐GTP（γ‐グルタミルトランスペプチダーゼまたはγ‐グルタミナーゼ）

（３）総コレステロール

（４）尿素窒素

（５）HDL コレステロール

問題３０　生活習慣病と栄養についての記述である。**正しいもの**を一つ選びなさい。

（１）脂質異常症は、全ての血清脂質の値が基準値より高い状態をいう。

（２）血清ヘモグロビン A1c 値は、検査日の血糖値と相関する。

（３）高血圧を防ぐには、カルシウムを摂取するとよい。

（４）エネルギー収支バランスの判定には、食事調査を用いる。

（５）糖尿病は、放置すると様々な合併症を引き起こす。

食物学に関する科目

問題３１　日本食品標準成分表 2020 年版（八訂）についての記述である。**誤っているもの**を一つ選びなさい。

（１）年間を通じて普通に摂取する場合の全国的な代表値として標準成分値が示されている。

（２）食品のエネルギー値は、アトウォーターの係数を用いて算出している。

（３）一般成分として示している脂質にはコレステロール含量は含まれていない。

（４）でんぷん含量に 1.10 を乗じて、利用可能炭水化物量とする。

（５）食品群別収載食品数では、魚介類が一番多い。

問題３２　鶏卵についての記述である。**正しいもの**を一つ選びなさい。

（１）卵白部と卵黄部の重量割合は、ほぼ同じである。

（２）卵が原因の食中毒で、最も多いのはサルモネラ菌による食中毒である。

（３）卵を貯蔵すると卵白の pH は低下する。

（４）卵は LL、L、M、S の 4 段階にグループ分けされている。

（５）かたいゲルとなる加熱温度は、卵黄よりも卵白のほうが低い。

問題３３　色素についての記述である。**誤っているもの**を一つ選びなさい。

（１）食肉では、ミオグロビンの含量が多いほど赤くなる。

（２）アントシアニンは、酸性では赤色、塩基性では青色となる。

（３）カロテノイドは、カロテン類とキサントフィル類に大別される。

（４）クロロフィルに含まれる金属元素は、鉄である。

（５）ハムやソーセージでは、発色剤として亜硝酸塩、硝酸塩が使われる。

問題３４ 糖類についての記述である。**誤っているもの**を一つ選びなさい。

（１）マルトースは、麦芽水あめに顕著に含まれる。

（２）スクロースは、サトウキビやテンサイから得られる。

（３）ラフィノースは、大豆におけるオリゴ糖の主成分である。

（４）ラクトースは、牛乳の糖質の約 30％ を占める。

（５）トレハロースは、もちや団子の老化を防ぐ目的で利用される。

問題３５ 発酵調味料についての記述である。**誤っているもの**を一つ選びなさい。

（１）味噌および醤油の製造に欠かせない原料として、大豆がある。

（２）食酢は、穀物や果実を原料にした醸造酒を乳酸菌で発酵させてつくられる。

（３）味噌や醤油の着色は、主としてメラノイジンの生成による。

（４）本みりんは、もち米に米麹を混ぜ、焼酎または醸造アルコールを加えて糖化・熟成させたものである。

（５）淡口醤油は、濃口醤油に比べて塩分濃度が高い。

問題３６ 食品加工法の操作と原理における作用の組合せである。**正しいもの**を一つ選びなさい。

（１）加水分解 ——————— 物理的作用

（２）蒸留 ——————— 化学的作用

（３）酵素処理 ——————— 生物的作用

（４）バイオリアクター ——————— 物理的作用

（５）加熱 ——————— 化学的作用

問題３７　米の成分特性と機能性についての記述である。**正しいもの**を一つ選びなさい。

（１）米の一番多い成分組成は、たんぱく質である。

（２）うるち米のでんぷんは、ほぼ100％アミロペクチンで構成されている。

（３）米たんぱく質の第一制限アミノ酸は、トリプトファンである。

（４）米の脂質の大部分は、胚乳部に含まれている。

（５）玄米は、白米よりもビタミンを多く含んでいる。

問題３８　肉類についての記述である。**正しいもの**を一つ選びなさい。

（１）食肉となる動物の筋肉は、平滑筋である。

（２）食肉の色に関係する主要なたんぱく質は、ヘモグロビンである。

（３）肉基質たんぱく質であるエラスチンを水中で加熱すると、ゼラチンになる。

（４）食肉脂質を構成している脂肪酸のなかで最も多く含まれるのは、オレイン酸である。

（５）鶏のほうが牛より最大死後硬直に至る時間が長い。

問題３９　保健機能食品についての記述である。**誤っているもの**を一つ選びなさい。

（１）栄養機能食品は、国の定めた基準に合えば、製造業者が自らの責任で表示することができる。

（２）機能性表示食品では、販売する企業がその根拠となる科学的根拠など必要事項を消費者庁に届ければ、機能性を表示することができる。

（３）特定保健用食品の疾病リスク低減表示は、カルシウムと葉酸のみ表示することができる。

（４）規格基準型の特定保健用食品で認められている関与成分は、食物繊維とオリゴ糖のみである。

（５）特定保健用食品では、保健の機能として「睡眠」に関する表示が可能である。

調理学に関する科目

問題４０ 食品の浸漬についての記述である。**正しいもの**を一つ選びなさい。

（１）あずきは、水に５〜６時間浸漬後煮る。

（２）野菜類は、食塩水につけるとパリッとする。

（３）あさりは、真水につけて砂をはかせる。

（４）切り干し大根は、水に浸漬すると約10倍の重量になる。

（５）身欠きにしんは、米のとぎ汁につけて戻す。

問題４１ 加熱操作についての記述である。**正しいもの**を一つ選びなさい。

（１）煮る操作では、煮汁の熱は食品の外側から内側へと放射により伝わる。

（２）揚げ操作は、湿式加熱である。

（３）加圧調理では、120℃前後の高温を利用する。

（４）真空調理では、54℃以下までの低温で調理する。

（５）過熱水蒸気加熱では、高温になるため酸化しやすい。

問題４２ 野菜・果物の調理性についての記述である。**正しいもの**を一つ選びなさい。

（１）青菜の色は酸性下で、クロロフィルがクロロフィリンになって退色する。

（２）ナスのぬか漬けでは、ミョウバンを使うと紫色が保たれる。

（３）野菜を牛乳中で煮ると、水煮よりもやわらかくなる。

（４）パイナップルのパパインは、肉を軟化させる効果がある。

（５）高メトキシ（メトキシル）ペクチンは、カルシウムイオンでゲル化する。

問題４３　食肉の調理性についての記述である。**誤っているもの**を一つ選びなさい。

（１）ひき肉に食塩を加えて十分に混ぜ合わせると、粘着力が増す。

（２）食肉は、加熱前にマリネしておくと保水性が高まる。

（３）すね肉は、長時間煮込むとやわらかくなるので、煮込み料理に適している。

（４）ポークカツは、肉の繊維に平行に切り目を入れて収縮を抑える。

（５）ビーフシチューは、最初に食肉の表面を強火で加熱して、肉汁を保つようにしてから煮込む。

問題４４　卵の調理性についての記述である。**誤っているもの**を一つ選びなさい。

（１）卵白と卵黄は、ともに乳化性をもっている。

（２）茶わん蒸しは、蒸し器内の温度が85 ～ 90℃以上にならないようにする。

（３）卵の鮮度が低下すると、泡立ちしやすくなる。

（４）ポーチドエッグは、食酢を加えた沸とう水中では、卵白の凝固が遅くなる。

（５）卵液の熱凝固は、牛乳中のカルシウムにより促進する。

問題４５　魚介類の調理についての記述である。**正しいもの**を一つ選びなさい。

（１）あらいには、マグロやカツオなどの赤身魚を用いることが多い。

（２）しめさばでは、酢じめの後に塩じめをする。

（３）赤身魚は、薄味で短時間煮るのが向いている。

（４）蒸し物には、赤身魚が向いている。

（５）テリーヌは、すり身に生クリームを混ぜて蒸したものである。

問題46 砂糖の調理についての記述である。**誤っているもの**を一つ選びなさい。

（1）ビスケットやケーキの焼き色を良くする。

（2）180℃前後でカラメルを形成する。

（3）寒天ゼリーの透明度を高める。

（4）高濃度の砂糖は、微生物の生育を促進する。

（5）きんとんの粘りやつやを出す。

食品の流通・消費に関する科目

問題47　食料の安全・環境についての記述である。**誤っているもの**を一つ選びなさい。

（1）カーボンフットプリントは、「CO_2 の見える化」の例である。

（2）バーチャルウォーターの概念を初めて紹介したのは、イギリスの大学の研究者である。

（3）過疎地域だけではなく、都市部においても買物難民が生じている。

（4）日本では、牛肉だけにトレーサビリティの義務がある。

（5）フード・マイレージは、食料の輸送量×輸送距離で計算される。

問題48　フードマーケティングの基礎理論についての記述である。**誤っているもの**を一つ選びなさい。

（1）4P は、1960 年代に提唱された考え方である。

（2）4C とは、顧客・買い手側視点の考え方である。

（3）プロダクト・アウトは、顧客が望むもの、売れるものをつくり提供する考え方である。

（4）プル戦略は、製造業者が消費者に直接、商品やサービスの魅力を訴える戦略である。

（5）製品（商品）のライフサイクル理論は、売上げが4つの段階を経て変化するという理論である。

問題49　近年における野菜・果物の消費・流通についての記述である。**正しいもの**を一つ選びなさい。

（1）野菜類の流通は、現在でも半分以上は卸売市場を経由している。

（2）果実類の流通は、7〜8割が卸売市場を経由している。

（3）リンゴの CA 貯蔵は、甘さを増すための追熟を可能にする。

（4）野菜の摂取量は、年齢別にみると 60 歳以上で非常に少なくなっている。

（5）青果物の選果工程での「階級」とは、形や色などの外観的品質から区分（秀、優、良など）される。

問題５０　３つ（内・外・中食）の食事形態についての記述である。**正しいもの**を一つ選びなさい。

（１）内食とは、外食店で調理されたものを家庭内で食する食事形態である。

（２）外食とは、外食店内または外食店外で食する食事形態である。

（３）中食は、イートイン商品などともいわれる。

（４）外食の消費税率が10％に対し、中食は軽減税率が適用され5％である。

（５）中食は、喫食の場所が購入者の任意に任されている。

問題５１　食の外部化、食の外部化率についての記述である。**正しいもの**を一つ選びなさい。

（１）食事に関する家事を外食のみに置き換えることを食の外部化という。

（２）食の外部化率は、外食支出÷食料支出で算出される。

（３）食の外部化率は、1990年から2018年の間、40％を上回っている。

（４）食の外部化率は、年齢が高まるにつれ高くなる傾向が見られる。

（５）食の外部化をもたらした要因として、内食市場規模の拡大があげられる。

問題５２　食料消費についての記述である。**正しいもの**を一つ選びなさい。

（１）米の消費の減少分は、パンの消費量の増加分で量として相殺できる。

（２）畜産物の消費増加は、間接的に飼料輸入の増加をもたらしてきた。

（３）米の消費の減少傾向の中で、弁当などの調理食品に含まれる米の消費も減少している。

（４）牛乳・乳製品の中では、飲用牛乳の消費が大幅に減少している。

（５）１人一日当たりの供給熱量は、1996年の2,670kcalをピークに近年までほぼ横ばい傾向である。

問題５３　「卸売市場の 4 つの機能」である。**誤っているもの**を一つ選びなさい。

（１）情報受発信機能

（２）代金決済機能

（３）価格形成機能

（４）集荷（品揃え）・分荷機能

（５）保管・配送機能

フードコーディネート論

問題５４ プロトコル（外交儀礼上のルール）についての記述である。**正しいものを一つ選びな**さい。

（１）席次は、原則として主催者を基準にして左側が最上席である。

（２）プロトコルのルールや規則は、時代によって変わることはない。

（３）プロトコルの基本要件の一つに、地域慣習の尊重がある。

（４）複合型のテーブルの設定は、自由な会食時に用いられる。

（５）式典では、社会的序列への配慮をしない。

問題５５ レストラン起業についての記述である。**正しいものを一つ選びなさい。**

（１）「FL コスト（food & labor cost）」は、売上げ高の 60％以下に収めることが望ましい。

（２）「客席数」は、標準として、店舗面積（坪数）×３で計算できる。

（３）売上げに対する家賃（含む共益費）比率は、20％程度に抑えることが望ましい。

（４）店舗工事費用は、年間売上げ高の３分の１以下に抑えることが望ましい。

（５）売上げ高は、「客席数×客席回転率×客単価」で計算することができる。

問題５６ 動物性食品を使用しない日本料理様式はどれか。**正しいものを一つ選びなさい。**

（１）本膳料理

（２）懐石料理

（３）会席料理

（４）精進料理

（５）卓袱料理

問題５７　イタリア料理と食文化についての記述である。**誤っているもの**を一つ選びなさい。

（１）オリーブオイルとハーブを多用する料理である。

（２）前菜は、アンティパストという。

（３）プリモ・ピアットでは、パスタやリゾットなどが出される。

（４）フランス料理様式同様に、食事の最後にコーヒーが出される。

（５）スローフード運動は、アメリカで起こり、イタリアでも全土に広がった。

問題５８　行事食についての記述である。**誤っているもの**を一つ選びなさい。

（１）節分には、煎り大豆や恵方巻を食べる習慣がある。

（２）上巳節供には、菱餅、雛あられ、桜餅を食べる習慣がある。

（３）冬至には、かぼちゃを食べる習慣がある。

（４）七五三には、おはぎを食べる習慣がある。

（５）還暦には、赤飯など赤色の食物を食べる習慣がある。

問題５９　HACCP における厨房エリアの汚染・非汚染作業区分としての組合せである。**正しいもの**を一つ選びなさい。

（１）検品スペース　――――――　非汚染作業区域

（２）下処理スペース　――――――　非汚染作業区域

（３）サービスステーション　――　汚染作業区域

（４）洗浄スペース　――――――　非汚染作業区域

（５）下膳スペース　――――――　汚染作業区域

問題60 食企画についての記述である。**誤っているもの**を一つ選びなさい。

（1）「食企画のクライアント」は、宣伝方法やイベント等の考案、実行、調整を行う。

（2）コーディネーターには、実行に移すためのリーダーシップが求められる。

（3）コーディネーターは、6W3H を把握し、企画に反映しなければならない。

（4）コーディネーターは、それぞれの分野の専門家に業務を委託することがある。

（5）コーディネーターには、食に関する幅広い知識が求められる。

フードスペシャリスト資格認定試験
分野別過去問題

※ やや難 は正答率40％未満, 難 は正答率20％未満の問題。

1 フードスペシャリスト論

●令和5年度 (第25回)

問題1 フードスペシャリストの活動分野についての記述である。**誤っているもの**を一つ選びなさい。
(1) 食品衛生の分野において, 食品加工工場に立ち入り衛生管理状況について指導する。
(2) 食品開発の分野において, 新商品開発のためのマーケティングなどの活動を行う。
(3) 販売の分野において, 顧客を対象として食品の調理法や献立について助言を行う。
(4) 飲食の分野において, 調理担当者に対し新しい調理システムの助言などを行う。
(5) 流通の分野において, 食品の品質調査, 需給調査, 情報収集などを行う。

問題2 食品加工・保存技術史についての記述である。**正しいもの**を一つ選びなさい。
(1) 人類は, 食べ物をおいしくすることを主目的として食品の加工を始めた。
(2) 塩蔵は, 乾燥よりも古い加工技術である。
(3) イミテーションフーズは, 最近では栄養改善を目的にしたものもある。
(4) 酢は, 酒が酢酸発酵したものだが, 酒よりもずっと後につくられるようになった。
(5) 冷凍食品は米国で始まったが, 一般に普及したのは1990年代以降である。

問題3 食作法や宗教との関係についての記述である。**正しいもの**を一つ選びなさい。
(1) 食法は, 主に料理や食事様式に関連しており, 宗教的規範とはあまり関係しない。

(2) 箸食は中国で始まったが, 日本は日常的に飯も汁も箸のみで食べる特有の箸食である。
(3) ヨーロッパでナイフ・フォークが一般に使用され始めたのは, 10世紀頃である。
(4) 食の禁忌を戒律としているのは, 極めて限られた宗教においてである。
(5) ハラールとはイスラム教の食物の認証で, 豚肉不使用のみを示すものである。

問題4 日本で, 庶民においても一日3回食が一般化するようになった時代として, **正しいもの**を一つ選びなさい。
(1) 奈良時代
(2) 平安時代
(3) 鎌倉時代
(4) 江戸時代
(5) 明治時代

問題5 環境と食についての記述である。**誤っているもの**を一つ選びなさい。
(1) フードマイレージは, エネルギー消費と直結するため, 環境への負荷の指標となる。
(2) 循環型社会の実現には, リデュース, リユース, リサイクルの3つのRが大切である。
(3) 家庭での食品ロスで多いのは, 穀類である。
(4) 農業体験ができるアグリツーリズムは, 広義のスローフード運動の一つである。
(5) バーチャルウォーターとは, 輸入食品を消費地でつくった場合に必要な水の量である。

問題6 機能性表示食品についての記述である。**誤って**

いるものを一つ選びなさい。やや難
(1) 容器包装に入れられた生鮮食品も対象である。
(2) 事業者は，商品の販売前に安全性および機能性の根拠に関する情報など必要な事項を消費者庁長官に届け出なければならない。
(3) 疾病の診断，治療，予防を目的としたものではないことを表示しなければならない。
(4) 対象者には，未成年者，妊産婦，授乳婦も含まれる。
(5) 国による安全性と機能性の審査は行われない。

●令和4年度（第24回）

問題1 フードスペシャリストが備えるべき能力や期待される役割についての記述である。**正しいものを一つ選びなさい。**
(1) 健康的な食生活の普及・啓発は栄養士の業務であるので，関与することはない。
(2) 食品関連の法令や表示制度は難解であるので，概要を理解できていればよい。
(3) 食育推進の多くの分野で，指導的役割を担える能力を備えていることが求められる。
(4) 倫理的な配慮よりも，従事する食産業の発展に寄与することを最優先する。
(5) 食品廃棄物の低減や食料自給率の向上に関心を持つことまでは，求められていない。

問題2 人類と食物獲得の歴史についての記述である。**誤っているものを一つ選びなさい。**難
(1) 人類史の大部分は，狩猟採集の時代である。
(2) 地球温暖化による海面上昇で平野部が縮小して食物が不足したことが，農耕を始める契機となったとされる。
(3) 牧畜は，人類が農耕を始めるとほぼ同時に起こったとされる。
(4) 中国大陸の長江流域で水稲栽培が始まり，その後，焼き畑による陸稲栽培も行われるようになった。
(5) 飢饉や飢餓は，人類が1万年前に農耕を始めてから本格化した。

問題3 世界の食文化についての記述である。**正しいものを一つ選びなさい。**
(1) 手食は，食中毒の原因になるなど衛生的に問題があるためほとんど行われなくなった。
(2) 箸と匙はそのどちらかを使うことが多く，日常的に併用されることはない。
(3) ナイフ・フォーク・スプーンはセットで使用され

ることが多いが，それぞれの食具としての歴史は大きく異なっている。
(4) 菜食主義（ベジタリアン）とは，宗教上の理由による場合に限って使用される呼称である。
(5) 仏教による肉食を避ける禁忌により，日本の寺院では肉や魚を使わない懐石料理が発達した。

問題4 内食・中食・外食についての記述である。**正しいものを一つ選びなさい。**
(1) 市販の弁当を購入して，学校で食べるのは外食である。
(2) 寿司をテイクアウトして，家で食べるのは内食である。
(3) レストランで，ピザを食べるのは中食である。
(4) 自宅で調理した弁当を，公園で食べるのは外食である。
(5) コーヒーショップで購入したサンドイッチを，職場で食べるのは中食である。

問題5 食品産業の変遷についての記述である。**誤っているものを一つ選びなさい。**
(1) 戦後から1960年代ごろまでは，主に内食産業が中心であった。
(2) 持ち帰り弁当チェーン店の展開が1980年代に本格化し，現在の中食産業のもととなった。
(3) 外食産業の市場規模は，1990年代でピークとなりその後は伸びが鈍化し成熟段階にある。
(4) 食料品を専門に扱うスーパーマーケットは，2000年代に台頭した。
(5) 近年，ネットスーパーやインターネット宅配による食品販売への需要が高まっている。

問題6 特定保健用食品についての記述である。**正しいものを一つ選びなさい。**
(1) 特定保健用食品は，特別用途食品に含まれる。
(2) 特定保健用食品許可マークは一つである。
(3) 規格基準型の特定保健用食品でも，消費者庁の個別審査を受けなければならない。
(4) 疾病リスク低減表示として許可されているのは，カルシウムと骨の健康のみである。
(5) 1日当たりの摂取目安量は個人差があるので，表示すべき事項となっていない。

●令和3年度（第23回）

問題1 フードスペシャリストの業務についての記述である。**誤っているものを一つ選びなさい。**

(1)　スーパーマーケットで，食品に対する購買者からのクレームに対処する。

(2)　小学校で，生徒に肥満防止のための食生活について栄養指導を行う。

(3)　市民センターで，住民に食事バランスガイドに基づいたメニューを紹介する。

(4)　食品工場で，製品の成分分析や官能評価などにより出荷管理を行う。

(5)　レストランで，調理師に新しい食材やその利用法について提案する。

問題2　食料と人類史についての記述である。**誤っているもの**を一つ選びなさい。

(1)　新大陸農耕文化は，中南米で始まったとうもろこしやじゃがいもを栽培する農耕文化である。

(2)　人類は雑食性であるにもかかわらず肉食動物のようなコンパクトな消化器をもつのは，加熱調理をするようになったからとされる。

(3)　食用作物を栽培する農耕が始まったことで，人口が飛躍的に増大した。

(4)　牧畜は，人類の定住化や農耕よりもはるか以前に始まった。

(5)　狩猟採集時代には，感染症の大規模な蔓延もなく，微量栄養素の欠乏症もほとんど発生しなかったとされる。

問題3　世界の食作法や食の禁忌についての記述である。**正しいものの組合せ**を一つ選びなさい。

a．食作法とは，用いる食具や食べ方をいい，料理の形状や食事様式，宗教などと深い関係がある。

b．欧州でナイフ・フォーク食が一般に広まったのは，ルネッサンス期の15世紀といわれる。

c．宗教により特定の食物を食べてはいけないとする禁忌があるが，キリスト教には，宗派によらず禁忌とされる食物はない。

d．動物性食品を避ける菜食主義には，宗教上の理由のほかに，健康維持や環境保護，動物愛護などの理由もある。

(1)　aとb　　(2)　aとc　　(3)　aとd

(4)　bとc　　(5)　cとd

問題4　日本の雑煮文化圏についての記述である。**正しいもの**を一つ選びなさい。

(1)　東日本では，主に白味噌仕立てである。

(2)　西日本では，主に丸餅が用いられる。

(3)　東北地方では，主に餡餅(あんもち)が用いられる。

(4)　関西地方では，主に澄まし仕立てである。

(5)　角餅は，家族円満という縁起をかついで用いられる。

問題5　食料需給と環境問題についての記述である。**正しいもの**を一つ選びなさい。

(1)　食料需給表は，毎年，厚生労働省が公表している。

(2)　日本の近年の穀物自給率では，米と小麦の自給率が高い。

(3)　フード・マイレージは，エネルギー消費と直結するため，環境への負荷の指標として用いられる。

(4)　バーチャルウォーターとは，農業におけるバーチャル技術を駆使した農業用水のことである。

(5)　循環型社会におけるリデュース（Reduce）とは，再利用のことを表す。

問題6　機能性表示食品についての記述である。**誤っているもの**を一つ選びなさい。

(1)　安全性および機能性に関する科学的根拠があれば，届出だけで表示できる。

(2)　特定保健用食品，栄養機能食品とともに，保健機能食品に分類される。

(3)　容器包装に入れられた加工食品が対象で，生鮮食品は対象外である。

(4)　1日当たりの摂取目安量を表示しなければならない。

(5)　アルコール飲料や栄養素の過剰摂取につながる食品には適用できない。

●令和2年度（第22回）

問題1　フードスペシャリストの業務についての記述である。**誤っているもの**を一つ選びなさい。

(1)　食品開発の分野では，新しい加工食品の原材料や加工法を考案する。

(2)　食品製造の分野では，製品の成分検査や官能評価による品質管理を行う。

(3)　販売の分野では，食品の衛生管理や商品陳列のレイアウトの助言を行う。

(4)　飲食提供の分野では，調理担当者に新しいメニューなどを提案する。

(5)　食育の分野では，生活習慣病の予防や快復のための栄養指導を行う。

問題2　人類史と食料についての記述である。**正しいものの組合せ**を一つ選びなさい。

a．約500万年前に出現して以来の人類の歴史の約85％は，狩猟採集の時代である。

b．狩猟採集時代には，栄養的な偏りもあり，感染症が頻発していた。

c．火を用いた調理を行うことにより，雑食性の人類の消化器官が比較的短くなった。

d．牧畜は，人類の定住や農耕の開始とほぼ同じ頃に起こったと考えられている。

(1) aとb　　(2) aとc　　(3) bとc

(4) bとd　　(5) cとd

問題3　世界の食法や食事情についての記述である。**正しいものを一つ選びなさい。**

(1) 食の禁忌（タブー）は，屠殺・肉食に関することが多いが，野菜や飲料に関するものもある。

(2) 現代の各国の食事情において，各地域の主要な農耕文化の影響は，もはや全く見られなくなっている。

(3) 中東地域は，イスラム教徒が多いため，豚肉を中心とした食事をしている。

(4) 食具の導入は，主に食材や料理の形状などに起因し，宗教や精神文化とはあまり関係しない。

(5) 手食の基本は，左手のみを使うことである。

問題4　食の地域性についての記述である。**正しいものを一つ選びなさい。** やや難

(1) 大阪の伝統野菜には，賀茂なす，聖護院だいこんがある。

(2) 九州や四国，中国の一部では，豆味噌が普及している

(3) 愛知県碧南は，淡口醤油の発祥地である。

(4) 関西では，うなぎは背開きにする。

(5) 東京の郷土料理として，深川飯やくさやがある。

問題5　カロリーベースの食料自給率についての記述である。**正しいものを一つ選びなさい。**

(1) 都道府県別の食料自給率は，沖縄がもっとも低い。

(2) 小麦やとうもろこしなどの穀類の生産量の多い国は，食料自給率が高い。

(3) ドイツの食料自給率は，フランスよりも高い。

(4) 日本の食料自給率は，50％を超えている。

(5) 日本では，小麦の自給率は高いが，米の自給率は低い。

問題6　食品の表示制度についての記述である。**正しいものの組合せを一つ選びなさい。**

a．食品表示には，義務表示，推奨表示，任意表示がある。

b．疾病リスク低減表示ができる特定保健用食品の成分は，カルシウムだけである。

c．食品表示法の表示に関する規定は，食品衛生法とJAS法の2つで定められていた規定を統合したものである。

d．食品表示法における食品表示基準の構成は，「加工食品」，「生鮮食品」，「食品添加物」の3区分である。

(1) aとb　　(2) aとc　　(3) aとd

(4) bとc　　(5) cとd

●令和元年度（第21回）

問題1　フードスペシャリストの業務についての記述である。**誤っているものを一つ選びなさい。**

(1) 食品製造施設に立ち入り，施設や設備の衛生状況について監視や指導を行う。

(2) 食品開発の分野で，新製品開発のための市場調査を行う。

(3) 食品流通の分野で，成分検査や官能評価により品質管理を行う。

(4) 食品スーパーで，顧客のニーズに合わせた食品の調理法について助言する。

(5) 飲食店で，従業員に食材の栄養成分や食文化について情報提供する。

問題2　食料と人類史についての記述である。**正しいものの組合せを一つ選びなさい。**

a．約500万年前に出現した人類の歴史の約70％は，狩猟採集の時代である。

b．牧畜は，人類の定住や農耕の開始とほぼ同時期に始まったと考えられている。

c．火を用いた加熱調理は，人類が農耕を始めた以降に獲得したものである。

d．農耕牧畜以降，人口密度が増加し，狩猟採集時代に少なかった感染症蔓延や飢饉が本格化した。

(1) aとb　　(2) aとc　　(3) bとc

(4) bとd　　(5) cとd

問題3　日本の郷土料理についての記述である。**正しいものを一つ選びなさい。**

(1) 精進料理は，ヨーロッパから伝わった。

(2) カステラは，中国から伝わり独自に発展した。

(3) 上方料理は，北前船のこんぶが重宝され，普茶料理へ発展した。

(4) 江戸料理には，江戸前を利用した刺身や握りずしなどがある。

(5) 関西の雑煮は，澄まし仕立てで角餅が用いられる。

問題4　現代日本の食生活についての記述である。**誤っ**

ているものを一つ選びなさい。

(1) 共食は，家族・近親者・地域集団などの人間関係の繋がりを強める機会となる。

(2) 中食等の割合の増加に伴い，共食は減少傾向にある。

(3) 子食とは，子どものように少ない量しか食べない状況をいう。

(4) 個食とは，家族と食卓を囲むが，一人だけ，あるいは銘々が異なる料理を食べる状況をいう。

(5) 孤食とは，一人暮らしで，あるいは家族が居ながら共食できずに一人で食べる状況をいう。

問題5　食品産業についての記述である。**正しいもの**を一つ選びなさい。

(1) 人口が増加せず，消費量もこれ以上増加が見込めない状況を市場の老化という。

(2) 食品製造業は製造業全体の40％を占める。

(3) 食品製造業は，農作物などの原料を加工し，貯蔵

性などの付加価値をつけ，販売している。

(4) 生鮮品は，卸売市場の存在により，市場に出荷される量が変化しても安定した価格を保てる。

(5) 食料品の購入などに不便や苦労を感じる買い物難民は，過疎地域のみで起きている問題である。

問題6　食品表示制度についての記述である。**誤っているもの**を一つ選びなさい。 やや難

(1) JAS法は，JAS規格制度と品質表示基準制度の2つの制度からなる。

(2) 特別用途食品制度は，健康増進法で定められている。

(3) 食品表示基準は，食品表示法で定められている。

(4) 食品添加物の定義は，食品衛生法で定められている。

(5) 栄養強調表示の表示基準は，コーデックスガイドラインに準拠している。

2　食品の官能評価・鑑別論

問題7　官能評価室についての記述である。**誤っている**ものを一つ選びなさい。 やや難

(1)　官能評価は，集中できるように静かな部屋がよい。
(2)　官能評価室の室温は，20〜23℃に保つ。
(3)　官能評価室の湿度は，50〜60％が適している。
(4)　一般的な試料を比較する時の部屋の明るさは，200〜400ルクスとする。
(5)　ブース内は，部屋外の臭気が入らないように陰圧で換気する。

問題8　官能評価の手法についての記述である。**正しい**ものの組合せを一つ選びなさい。 やや難

a．順位法は，試料の好ましさなどについて順位をつける方法である。
b．プロフィール法は，試料の特性を描写して記録する方法である。
c．2点識別試験法は，どちらが好ましいかを判断させる方法である。
d．評点法は，試料間の差を相対的に比較する方法である。

(1)　aとb　　(2)　aとc　　(3)　aとd
(4)　bとc　　(5)　cとd

問題9　食品の保存についての記述である。**正しいもの**を一つ選びなさい。

(1)　MA包装は，包装内の酸素濃度を上昇させる方法である。
(2)　温くんは，100〜120℃で30分間くん煙する方法である。
(3)　チルドは，－15℃付近の温度帯で食品を保存する方法である。
(4)　脱酸素剤は，好気性微生物の増殖抑制に有効な方法である。
(5)　紫外線照射は，ジャガイモの発芽抑制を目的に利用されている方法である。

問題10　麦類と食品についての組合せである。**誤っている**ものを一つ選びなさい。

(1)　小麦の中力粉 ―― うどん
(2)　デュラム小麦 ―― パスタ
(3)　大麦の二条種 ―― ビール
(4)　ライ麦 ―――― 黒パン
(5)　エンバク ――― ハルサメ

問題11　野菜についての記述である。**誤っているもの**を一つ選びなさい。

(1)　ニンジンは，皮層部が厚く芯部が発達しているものがよい。
(2)　キャベツは，小型のグリーンボウルの流通が多くなっている。
(3)　ホウレンソウは，西洋種と東洋種がある。
(4)　サラダ菜は，レタスの一種である。
(5)　ズッキーニは，ペポ・カボチャの一種である。

問題12　魚介類の加工品についての記述である。**正しい**ものの組合せを一つ選びなさい。

a．スルメは，煮干し品である。
b．イシルは，イカやマイワシを原料とする魚醤油である。
c．カズノコは，スケトウダラの卵を塩蔵したものである。
d．キャビアは，チョウザメの卵を塩蔵したものである。

(1)　aとb　　(2)　aとc　　(3)　aとd
(4)　bとc　　(5)　bとd

問題13　肉類とその加工品についての記述である。**誤っているもの**を一つ選びなさい。

(1)　馬肉は，馬刺しとして生食も行われる。
(2)　ビーフジャーキーは，牛肉を塩漬後，乾燥したものである。
(3)　プレスハムは，小さな肉片をまとめてつくられる。
(4)　ベーコンは，豚塩漬け肉を長時間乾燥・くん煙してつくられる。
(5)　フランクフルトソーセージのケーシングには，主に牛腸が用いられる。

問題14　鶏卵についての記述である。**誤っているもの**を一つ選びなさい。

(1)　賞味期限の表示は，義務付けられている。
(2)　比重は，保存中に大きくなっていく。
(3)　卵黄の色は，カラーチャートなどで測定できる。
(4)　気室の増大は，透光検査でチェックできる。
(5)　ハウユニットは，鮮度低下とともに低下する。

問題15 茶類についての記述である。**正しいものを一つ**選びなさい。

(1) 緑茶は，半発酵茶である。

(2) 紅茶の取引で使用される等級区分は，茶葉の色にもとづいている。

(3) 玉露のカフェイン含量は，煎茶より多い。

(4) ウーロン茶は，ビタミンCを多く含んでいる。

(5) 番茶は，茶葉を微粉末に挽いて製造する。

●令和4年度（第24回）

問題7 官能評価の外部的条件についての記述である。**正しいものを一つ**選びなさい。

(1) 液体は，唾液による緩衝作用の影響を受けるように少量を提示する。

(2) 円卓法は，室内をブースと呼ぶ小部屋に仕切る方法である。

(3) 官能評価室は，室温20〜23℃，湿度50〜60％が望ましい。

(4) 官能評価室では，音の配慮は必要ない。

(5) オープンパネル法は，パネリストが他人の影響を受けないで判断を下す方法である。

問題8 官能評価の手法についての記述である。**正しいものの組合せを一つ**選びなさい。

a．2点比較法は，2種類の試料の属性や嗜好の差を見出す方法である。

b．SD法は，試料の特性を描写して記録する方法である。

c．3点識別試験法は，3種類の試料の属性や嗜好の差を見出す方法である。

d．評点法では，試料間の差を相対的にしか評価できない。

(1) aとb　　(2) aとc　　(3) aとd

(4) bとc　　(5) cとd

問題9 分散系についての記述である。**誤っているものを一つ**選びなさい。

(1) マーガリンは，油中水滴型エマルションである。

(2) 抹茶は，サスペンションである。

(3) でんぷんは，代表的なゲル化剤の一つである。

(4) 寒天ゲルは，熱可逆性のゲルである。

(5) ゾルは，流動性を失った状態である。

問題10 米についての記述である。**誤っているものを一つ**選びなさい。　難

(1) 食味ランキングは，6項目で評価される。

(2) 食味計でおいしさを決定する成分は，とくにアミロース，たんぱく質含量である。

(3) 籾貯蔵より精米貯蔵は，品質保持貯蔵性が劣る。

(4) 低温貯蔵は，温度10〜15℃，相対湿度70〜80％で一般的に行われている。

(5) 冷凍貯蔵（−40〜−60℃）は，品質を損なう。

問題11 いも類についての記述である。**誤っているもの**を一つ選びなさい。

(1) さつまいもは，緩慢な加熱中に甘味が増加する。

(2) じゃがいもは，発芽抑制のためにガンマ線照射の利用が認められている。

(3) さといもの石川早生は，子いも用の品種である。

(4) こんにゃくいもの主成分は，酸によりゲル化する。

(5) キャッサバは，タピオカパールの原料に用いられる。

問題12 豆類とその加工品についての記述である。**誤っているものを一つ**選びなさい。

(1) ポークビーンズは，いんげんまめなどを用いて製造される。

(2) あんは，あずき，いんげんまめ，えんどう，そらまめなどを用いて製造される。

(3) 豆乳は，大豆を用いて製造される。

(4) 甘納豆は，主にりょくとうを用いて製造される。

(5) フライビーンズは，そらまめ，えんどうなどを用いて製造される。

問題13 魚介類の加工品についての記述である。**正しいものの組合せを一つ**選びなさい。　やや難

a．くさやは，素干し品である。

b．しょっつるは，はたはたを原料とする魚しょうゆである。

c．すじこは，にしんの卵を塩蔵したものである。

d．かつお節は，かつおを煮熟，焙乾後，カビづけした製品である。

(1) aとb　　(2) aとc　　(3) aとd

(4) bとc　　(5) bとd

問題14 鶏卵の鮮度についての記述である。**正しいもの**を一つ選びなさい。

(1) 保存中に水分が放出されると，比重が重くなる。

(2) 保存中に二酸化炭素が放出されると，卵白のpHが下がる。

(3) 時間の経過とともに濃厚卵白の高さが低下する。

(4) 鮮度が低下すると，卵黄係数が高くなる。

(5) 賞味期限の表示が義務づけられていない。

問題15 醸造食品についての記述である。**誤っているも**のを一つ選びなさい。
(1) 濃口しょうゆは，ほぼ等量の大豆と小麦を原料に醸造したものである。
(2) 淡口しょうゆは，濃口しょうゆよりも塩分濃度が低い。
(3) 醸造酢は，酢酸菌を用いた発酵により製造される。
(4) 豆味噌は，大豆だけでつくられる味噌で代表的なものに八丁味噌がある。
(5) 赤味噌は，白味噌よりも熟成期間が長いのが一般的である。

●令和３年度（第23回）

問題7 官能評価についての記述である。**正しいもの**を一つ選びなさい。 やや難
(1) 評価者には，１回のテストで多くの試料を提供する。
(2) 評価用紙には，試料に関する情報をできるだけ多く記載しておく。
(3) 液体試料は，唾液による緩衝作用を受けられる量を口に入れてもらう。
(4) 濃度差をみるテストの試料は，認知閾以上の濃度で，弁別閾以上の濃度差をつける。
(5) 試料間で口中をあらためるには，水などの液体を用い，固形物は使用してはいけない。

問題8 官能評価の手法についての記述である。**誤っているもの**を一つ選びなさい。 やや難
(1) ３点識別試験法は，試料A，Bが区別できるかを知りたいときに使われる。
(2) 一対比較法は，t個の試料を２個ずつ組み合わせて提示し，特性の強弱を判断させる方法である。
(3) ２点嗜好試験法では，試料の客観的順位は存在しない。
(4) 順位法では，試料間の差を判定することはできない。
(5) 記述法は，相反する対象語を尺度の両端に配置して，試料の特性を記述する方法である。

問題9 食品の状態についての記述である。**誤っているもの**を一つ選びなさい。
(1) 牛乳は，分散媒が水，分散相が油の水中油滴型エマルションである。
(2) マーガリンは，分散媒が油，分散相が水の油中水滴型エマルションである。
(3) マヨネーズは，分散媒が油，分散相が水の油中水滴型エマルションである。

(4) 味噌汁は，分散媒が液体，分散相が固体のサスペンションである。
(5) ソフトクリームは，分散媒が液体，分散相が気体の泡である。

問題10 米粉加工品についての記述である。**誤っているもの**を一つ選びなさい。
(1) 上新粉は，うるち米を水洗いし乾燥後，粉砕して製造した米粉である。
(2) 白玉粉は，もち米を水に浸漬し，水挽きしたものを乾燥した米粉である。
(3) 道明寺粉は，うるち米を水に浸漬後，水切りしてから蒸し，乾燥後，製粉したものである。
(4) ビーフンは，インディカ米を水挽きし蒸煮したものを押し出し機でめん状に成形したものである。
(5) せんべいは，主にうるち米を原料として製造される米菓の一種である。

問題11 豆類とその加工品についての記述である。**誤っているもの**を一つ選びなさい。 やや難
(1) エダマメは，大豆種子が未熟で緑色のうちに収穫したものである。
(2) 充填豆腐は，豆乳に凝固剤を加えてつくった凝固物を圧搾成形したものである。
(3) 生餡は，豆を煮てすりつぶし，水でさらしたものである。
(4) 緑豆は，はるさめの製造に用いられる。
(5) フライビーンズは，主にソラマメを用いて製造される。

問題12 果実についての記述である。**誤っているもの**を一つ選びなさい。
(1) 西洋ナシは，収穫後１週間程度の追熟が必要である。
(2) 早生ミカンは，皮が薄く，酸の抜けも早い。
(3) バナナは，非クライマクテリック型果実である。
(4) マスクメロンは，ネットメロンの一種である。
(5) マンゴーは，ウルシ科の植物で，過敏な人はかぶれる恐れがある。

問題13 肉類とその加工品についての記述である。**誤っているもの**を一つ選びなさい。
(1) ボンレスハムは，ばら肉を塩漬け後，くん煙，ボイルしてつくられる。
(2) コラーゲンは，水を加えて長く加熱すると，ゼラチンになる。

(3) フランクフルトソーセージには, 豚腸が使われる。

(4) 馬肉は, 馬刺しとして生食も行われる。

(5) 羊肉は, 脂肪の融点が高いので冷食には適さない。

問題14　乳と乳製品についての記述である。**正しいもの**を一つ選びなさい。やや難

(1) 加工乳, 乳飲料には, 牛乳という名称が使える。

(2) LL牛乳は, HTST処理した牛乳を無菌的に充填したものである。

(3) ロックフォールチーズは, 羊乳を青かびで熟成させたチーズである。

(4) エバミルクは, コンデンスミルクより保存性がよい。

(5) 全脂粉乳は, 脱脂粉乳より保存性がよい。

問題15　油脂についての記述である。**正しいものの組合せ**を一つ選びなさい。やや難

a. サラダ油は, ウィンタリング処理で析出する成分を除去してつくられる。

b. ラードは, 牛の体脂を精製してつくられる。

c. ナタネ油は, 主にエルカ酸含量の少ないキャノーラ種からつくられる。

d. ファットスプレッドは, 硬化油に窒素ガスを練り込んでつくられる。

(1) aとb　　(2) aとc　　(3) aとd

(4) bとc　　(5) cとd

●令和2年度 (第22回)

問題7　官能評価の実施条件についての記述である。**誤っているもの**を一つ選びなさい。

(1) パネリストごとに, 試食順のバランスを取ることが必要である。

(2) 液体試料は, 唾液による緩衝作用の影響を受けないためにわずかな量を摂取するのがよい。

(3) テスト時間は, 空腹でも満腹でもない午前10時または午後2時ごろがよい。

(4) 試料の容器は, 基本的に白色で模様がなく, パネリスト全員が同じ容器を使うのがよい。

(5) 試料温度は, その食べ物を実際に食べる時の温度で試食するのが望ましい。

問題8　官能評価室についての記述である。**正しいもの**を一つ選びなさい。やや難

(1) 官能評価室の適切な湿度は, 80%を上限にする。

(2) 室内をブースで仕切り他人の影響を受けない環境で評価することを, オープンパネル法という。

(3) 色を比較する評価の場合, 検査台の明るさを1000ルクスに調整する。

(4) 換気扇は騒音の原因となるので, 使用しない。

(5) 室温は, 10～30℃の範囲で季節によって調整する。

問題9　レオロジーと食品についての組合せである。**誤っているもの**を一つ選びなさい。

(1) 凝集性が大きい ——— ビーフステーキ

(2) ニュートン流体 ——— 酒, シロップ, 水

(3) 付着性が大きい ——— 餅

(4) チキソトロピー ——— サラダ油

(5) 曳糸性がある ——— すりおろした山芋

問題10　小麦粉についての記述である。**誤っているもの**を一つ選びなさい。

(1) デュラム小麦は, マカロニやスパゲッティの原料として利用される。

(2) 小麦粉のたんぱく質含量は, 強力粉, 中力粉, 薄力粉の順で少なくなる。

(3) 品質等級の高い小麦粉は, 灰分量が多い。

(4) 小麦粉の吸水率は, 強力粉＞中力粉＞薄力粉の順である。

(5) 麩は, 小麦粉のグルテンを取り出し, 種々の副材料をまぜあわせ蒸しあげたものである。

問題11　豆についての記述である。**正しいものの組合せ**を一つ選びなさい。

a. 納豆には糸引き納豆と寺納豆があるが, いずれも発酵食品である。

b. 豆乳は, 日本農林規格では, 調整豆乳・豆乳飲料の2種に分類されている。

c. あずき(小豆)には, 粒が小さい大納言あずきと, 中粒の普通あずきがある。

d. 赤色のささげは赤飯に用いられるほかに, あんの原料にも用いられている。

(1) aとb　　(2) aとd　　(3) bとc

(4) bとd　　(5) cとd

問題12　果実とその加工品についての記述である。**誤っているもの**を一つ選びなさい。

(1) 渋柿は, 脱渋するか, 干し柿にして利用する。

(2) マンゴーは, 低温 (7～8℃) では, 低温障害を起こす。

(3) 輸入されたバナナは, エチレンガスで追熟されている。

(4) すいかの規格は, 果形, 熟度適正, 空洞の有無等により格付けしている。

(5) アボカドは，他の果実と比較して脂質含量が低い。

問題13 肉類についての記述である。**正しいものの組合せ**を一つ選びなさい。 やや難

a．馬肉はほとんどが，国内産である。

b．牛肉には，生産情報公表JASがある。

c．SPF豚は，特定の疾病に汚染されていない豚である。

d．地鶏は，在来種由来の血を25％受け継いだ鶏である。

(1) aとb　　(2) aとc　　(3) aとd
(4) bとc　　(5) cとd

問題14 鶏卵とその加工品についての記述である。**誤っているもの**を一つ選びなさい。

(1) 特殊卵は，飼料中に強化したビタミンやミネラルが，卵白や卵黄に移行したものである。

(2) 鶏卵を貯蔵すると，二酸化炭素が放出され，卵白のpHが上昇する。

(3) 卵白は，60℃から固まり始め，80℃以上でかたくなる。

(4) サイズがMS，Sのような小さい卵は，産卵初めの若鳥によるものが多い。

(5) 鶏卵の鮮度判定に使われるハウユニットは，卵黄の高さと卵重から計算する。

問題15 茶についての記述である。**誤っているもの**を一つ選びなさい。

(1) 紅茶は，半発酵茶である。

(2) 玉露茶は，被覆して栽培した生葉を蒸熱して加工された不発酵の一つである。

(3) 茶のうま味は，テアニンが主体である。

(4) 煎茶を飲用する際は，70〜90℃でいれるのが一般的である。

(5) ほうじ茶は，番茶や茎茶を強火で炒って製造したものである。

● 令和元年度 (第21回)

問題7 官能評価のパネルの選定についての記述である。**誤っているもの**を一つ選びなさい。

(1) 身体だけでなく，精神的にも健康であること。

(2) 集中力や協調性があり，慎重に行動し判断する性格であること。

(3) 官能評価に対して意欲があること。

(4) 評価対象の試料に対して公正，妥当な判断を下せること。

(5) 嗜好型パネルは，鋭敏な感度を持つこと。

問題8 官能評価についての記述である。**正しいもの**の**組合せ**を一つ選びなさい。

a．手法は，何を目的にするかにより慎重に選ぶ。

b．順位法は，訓練パネルで行う高度な方法である。

c．一対比較法は，対にした試料を比較する方法である。

d．評点法は，標準試料と比較して点数をつける方法である。

(1) aとb　　(2) aとc　　(3) bとc
(4) bとd　　(5) cとd

問題9 分散系の分類と食品についての組合せである。**正しいもの**を一つ選びなさい。

(1) ゲル —————— ポタージュ
(2) エマルション ———— マヨネーズ
(3) サスペンション ——— 牛乳
(4) 熱可逆性ゲル ———— こんにゃく
(5) ゾル —————— 水ようかん

問題10 食品の品質変化についての記述である。**誤っているもの**を一つ選びなさい。

(1) 小麦粉は，吸湿すると品質が低下する。

(2) ナッツ類は，脂質が酸化されると風味が低下する。

(3) 果実類は，蒸散，呼吸により品質が低下する。

(4) 魚は，鮮度が低下すると揮発性塩基窒素量が減少する。

(5) 卵は，鮮度が低下すると卵黄膜が弱化する。

問題11 野菜についての記述である。**誤っているもの**を一つ選びなさい。

(1) トマトは，果肉が厚く空洞がないものがよい。

(2) きゅうりは，白いぼきゅうりが主流である。

(3) ズッキーニは，きゅうりの一種である。

(4) スプラウトは，野菜などの種子を発芽させたものである。

(5) キャベツは，小型のグリーンボールの流通が多い。

問題12 肉類についての記述である。**正しいものの組合せ**を一つ選びなさい。

a．馬肉のミオグロビン含量は，鶏肉に比べて低い。

b．和牛肉の90％以上が，黒毛和種である。

c．豚肉は，他の畜肉に比べて脂質やビタミンB$_1$の含量が高い。

d．生後1年未満の羊肉を，マトンという。

(1) aとb　　(2) aとc　　(3) aとd

（4）　bとc　　（5）　cとd

問題13　鶏卵についての記述である。**正しいものを一つ**選びなさい。
（1）　鶏卵は，赤玉のほうが白玉より栄養価が高い。
（2）　卵黄係数は，卵黄の高さと卵重から算出する。
（3）　水様卵白は，鮮度低下に伴いpHが下がる。
（4）　卵黄の色は，飼料中のカロテノイド色素が移行したものである。
（5）　鶏卵（殻つき）の保存方法として，最も優れているのは冷凍保存である。

問題14　乳製品についての記述である。**正しいものの組合せ**を一つ選びなさい
　a．ヨーグルトの製造には，乳酸菌が使われている。
　b．脱脂粉乳は，生乳を濃縮乾燥したものである。
　c．パルメザンチーズは，超硬質タイプの熟成チーズ

である。
　d．アイスクリームの成分規格は，乳脂肪分3％以上，無脂乳固形分10％以上である。
（1）　aとb　　（2）　aとc　　（3）　aとd
（4）　bとc　　（5）　cとd

問題15　醸造食品についての記述である。**正しいもの**を一つ選びなさい。
（1）　濃口醬油は，ほぼ等量の大豆と小麦を原料に醸造したものである。
（2）　淡口醬油は，濃口醬油よりも塩分濃度が低い。
（3）　米酢は，米を原料にアルコール発酵を行い，その後，乳酸発酵により製造したものである。
（4）　バルサミコ酢は，北イタリアで伝統的な手法で製造されているりんご酢の一種である。
（5）　通常，赤味噌は，白味噌よりも製造の際の熟成期間が短いのが特徴である。

3　食品の安全性に関する科目

●令和5年度（第25回）

問題16　感染症法の四類感染症を起こす細菌である。**正しいものを一つ選びなさい。** やや難

- (1)　コレラ菌
- (2)　赤痢菌
- (3)　腸管出血性大腸菌
- (4)　ボツリヌス菌
- (5)　チフス菌

問題17　アニサキスについての記述である。**正しいものを一つ選びなさい。**

- (1)　終宿主は，ヒトである。
- (2)　ヒトでは，肝臓に寄生する。
- (3)　通常の加熱調理では，死滅しない。
- (4)　主な感染源は，淡水魚である。
- (5)　−20℃で24時間以上の冷凍保存により，死滅する。

問題18　細菌についての記述である。**正しいものを一つ選びなさい。**

- (1)　多くの食中毒起因菌は，pH2以下でよく増殖する。
- (2)　偏性嫌気性菌は，酸素を必要とする。
- (3)　独立栄養細菌は，栄養素として有機物を必要とする。
- (4)　水分は，結合水を利用している。
- (5)　低温細菌は，7℃以下でも増殖する。

問題19　HACCPの7原則12手順である。**誤っているものを一つ選びなさい。** やや難

- (1)　管理基準の設定
- (2)　危害要因の分析
- (3)　重要管理点の決定
- (4)　製造設備の衛生管理
- (5)　モニタリング方法の設定

問題20　細菌と自然界における主な常在場所の組合せである。**正しいものを一つ選びなさい。**

- (1)　サルモネラ属菌 ─── 土壌
- (2)　腸炎ビブリオ ─── 哺乳動物の腸管内
- (3)　カンピロバクター ─── 哺乳動物の腸管内
- (4)　黄色ブドウ球菌 ─── 海産魚介類
- (5)　セレウス菌 ─── ヒトの体表面

問題21　食品添加物の表示に関して，用途名併記が義務付けられているものはどれか。**正しいものを一つ選びなさい。**

- (1)　香料
- (2)　酸味料
- (3)　着色料
- (4)　乳化剤
- (5)　膨張剤

問題22　自然毒についての記述である。**正しいものを一つ選びなさい。**

- (1)　フグの毒は，アミグダリンである。
- (2)　イシナギの肝臓には，多量のビタミンEが含まれる。
- (3)　スイセンには，サキシトキシンが含まれる。
- (4)　毒きのこは，採取場所や時期により有毒成分が異なる。
- (5)　ジャガイモのソラニンは，芽部と緑化した部分に多い。

問題23　食品の安全性の確保についての記述である。**正しいものを一つ選びなさい。**

- (1)　活魚は，他の食品への二次汚染を起こさない。
- (2)　鮮魚のパーシャルフリージングは，微生物の増殖を高める。
- (3)　果実から発生するエチレンガスは，野菜の日持ちをよくする。
- (4)　冷凍食品の油焼け防止には，フリーザーバッグに入れて空気を抜いて保存する。
- (5)　卵白に含まれるリゾチームは，細菌の毒素を無毒化する。

●令和4年度（第24回）

問題16　アレルギー様食中毒についての記述である。**誤っているものを一つ選びなさい。**

- (1)　アレルギー様食中毒は，化学性食中毒である。
- (2)　アレルギー様食中毒の原因食品は，タイ，ヒラメなどの白身の魚が多い。
- (3)　アレルギー様食中毒の原因物質は，ヒスタミンである。
- (4)　食物アレルギーとアレルギー様食中毒の症状は，似ている。

(5) 抗ヒスタミン剤が，治療には有効である。

問題17 洗浄剤についての記述である。**正しいものを一つ選びなさい。** やや難
(1) 台所用合成洗剤は，アルカリ性洗浄剤といわれている。
(2) 衣料用合成洗剤は，酸性洗浄剤を配合している。
(3) 石けんは，アニオン（陰イオン）系界面活性剤である。
(4) アニオン（陰イオン）系界面活性剤は，短鎖アルキル基でできている。
(5) カチオン（陽イオン）系界面活性剤は，中性洗剤と呼ばれている。

問題18 食中毒に関連した症状とその原因の組合せである。**正しいものを一つ選びなさい。**
(1) 溶血性尿毒症症候群（HUS）────── シガテラ毒
(2) ハンター・ラッセル症候群 ────── 腸管出血性大腸菌
(3) ギラン・バレー症候群 ────── カンピロバクター
(4) ドライアイスセンセーション ── カドミウム
(5) 骨軟化症・腎障害 ────── メチル水銀

問題19 日本の食品安全行政において，リスク評価（リスクアセスメント）を行う機関はどれか。**正しいものを一つ選びなさい。**
(1) 環境省
(2) 農林水産省
(3) 消費者庁
(4) 厚生労働省
(5) 食品安全委員会

問題20 細菌性食中毒についての記述である。**正しいものを一つ選びなさい。**
(1) チフス菌は，赤痢菌属に分類されている。
(2) 腸炎ビブリオは，好塩性である。
(3) 腸管出血性大腸菌感染症は，感染症法で二類感染症に指定されている。
(4) カンピロバクターは，嫌気性環境下で発育する。
(5) 黄色ブドウ球菌が産生するエンテロトキシンは，通常の加熱調理で失活する。

問題21 食品添加物についての記述である。**正しいものを一つ選びなさい。** やや難
(1) 指定添加物は，食品安全委員会が指定する。
(2) 食品添加物は，簡略名または類別名で表示するの

が基本である。
(3) 保存料は，表示が免除される。
(4) 香料は，一括して表示してよい。
(5) 栄養強化の目的で使用されるビタミン類は，必ず物質名と用途名を併記して表示する。

問題22 ウイルスによる食中毒についての記述である。**正しいものを一つ選びなさい。**
(1) ノロウイルスによる食中毒の潜伏期間は，平均3〜4日である。
(2) ノロウイルスは，きわめて少数のウイルスで感染する。
(3) ノロウイルスは，ヒトとヒトとの間では感染しない。
(4) ロタウイルスは，野生のシカ肉を生食することで感染する。
(5) ロタウイルスによる食中毒の潜伏期間は，平均30日間である。

問題23 環境汚染による事件と原因物質の組合せである。**誤っているものを一つ選びなさい。**
(1) カネミ油症事件 ────── ポリ塩化ビフェニル（PCB）
(2) 水俣病 ────── 有機水銀
(3) イタイイタイ病 ────── カドミウム
(4) 森永ミルク中毒事件 ────── スズ
(5) チェルノブイリ原発事故 ── 放射性物質

●令和3年度（第23回）

問題16 発酵・腐敗・変敗についての記述である。**正しいものを一つ選びなさい。**
(1) 肉や魚などのたんぱく質が微生物によって分解される過程は，変敗である。
(2) 油脂が光や熱や酸素など物理・化学的要因によって分解される変質など悪変の過程は，変敗である。
(3) 微生物によるでんぷんなどの分解により，食用不適な状態になるのは発酵である。
(4) 発酵や腐敗・変敗は，食品衛生法で明確に定義されている。
(5) 味噌・醤油・酒などは，変敗を利用した食品である。

問題17 胃の中で生じる発がん物質はどれか。**正しいものを一つ選びなさい。**
(1) マイコトキシン
(2) ニトロソアミン
(3) アフラトキシン

(4) サイカシン

(5) ヘテロサイクリックアミン

問題18 食中毒菌と主な原因食品の組合せである。正しいものを一つ選びなさい。

(1) サルモネラ属菌 ――― 海産魚介類

(2) 黄色ブドウ球菌 ――― 鶏肉

(3) カンピロバクター ―― 缶詰

(4) 病原大腸菌 ――――― サラダ類

(5) 腸炎ビブリオ ―――― にぎり飯

問題19 寄生虫と原因食品についての組合せである。正しいものを一つ選びなさい。

(1) アニサキス ―― 野菜

(2) 有鉤条虫 ―― 豚肉
<small>ゆうこうじょうちゅう</small>

(3) クドア ―― 牛肉

(4) 顎口虫 ―― サバ
<small>がくこうちゅう</small>

(5) 回虫 ―――― ドジョウ

問題20 有毒成分とその毒を持つものの組合せである。正しいものを一つ選びなさい。

(1) ムスカリン ――――― フグ

(2) アミグダリン ――――― ホタテガイ

(3) テトロドトキシン ―― クサウラベニタケ

(4) ソラニン ――――――― じゃがいも

(5) サキシトキシン ――― 青梅

問題21 冷蔵庫・冷凍庫と微生物についての記述である。正しいものを一つ選びなさい。

(1) 食品保存は、食品の種類ごとに分ける必要はない。

(2) 食品の解凍は、室温で時間をかけて行う。

(3) 冷凍庫内で食品を保存しても、微生物は死滅しない。

(4) 4℃に設定した冷蔵庫内では、中温細菌の増殖が抑制されない。

(5) 4℃に設定された冷蔵庫内では、低温細菌の増殖が抑制される。

問題22 食品添加物についての記述である。正しいものを一つ選びなさい。 やや難

(1) 最終食品に残留しなければ、食品添加物とみなされない。

(2) 食品に漂白剤を使うことは、禁止されている。

(3) 栄養強化を目的とする食品添加物はない。

(4) 収穫後に防かび剤を使用した農産物は、輸入を禁止している。

(5) 使用基準のない食品添加物がある。

問題23 容器包装についての記述である。正しいものを一つ選びなさい。 やや難

(1) 食品と接触する容器包装は、食品安全基本法により規定されている。

(2) プラスチック製容器包装には、PEなどの材質略号の表示が義務化されている。

(3) ポリエチレンテレフタレート（PET）は、成型時に可塑剤などの添加物を必要とする。

(4) プラスチックに添加されている可塑剤は、食品や環境を汚染するおそれがある。

(5) 熱硬化性プラスチックには、ポリエチレンがある。

● 令和２年度 （第22回）

問題16 食中毒の発生状況についての記述である。正しいものを一つ選びなさい。 やや難

(1) 動物性自然毒や化学物質による食中毒の発生には、季節性は認められない。

(2) 細菌性食中毒のうち、件数ではブドウ球菌が最も多い。

(3) 食中毒の原因食品としては、複合調理食品が最も少ない。

(4) 過去5年の食中毒による死者数は、毎年100人以上である。

(5) 食中毒の事件数が最も多い原因施設は、幼稚園である。

問題17 手洗いと消毒についての記述である。誤っているものを一つ選びなさい。

(1) 次亜塩素酸ナトリウムは、ウイルスの消毒に有効である。

(2) ヒトの手指は、重要な汚染源になりうる。

(3) エタノールは、ウイルスの消毒に無効である。

(4) 調理する際の手洗いは、二次汚染防止の点からも重要である。

(5) 逆性石けんは、ウイルスの消毒に無効である。

問題18 食中毒を起こす細菌についての記述である。誤っているものを一つ選びなさい。 やや難

(1) 腸炎ビブリオは、増殖に食塩が必要である。

(2) カンピロバクターは、75℃以上、1分間以上の加熱により死滅する。

(3) セレウス菌の食中毒は、発症機序により嘔吐型と下痢型がある。

(4) ウエルシュ菌は、芽胞をつくる。

(5) ボツリヌス菌は、酸素があっても無くても増殖する。

問題19　有害金属の生体への影響についての記述である。**正しいものを一つ選びなさい**。
(1)　イタイイタイ病の主な原因食品は，海産魚介類である。
(2)　カドミウムは，まず脳や神経細胞へ障害を及ぼす。
(3)　水俣病の原因物質は，カドミウムである。
(4)　母体に摂取されたメチル水銀は，胎盤を通過し胎児へ影響を及ぼす。
(5)　水俣病の症状は，ギラン・バレー症候群と呼ばれる。

問題20　細菌についての記述である。**正しいものを一つ選びなさい**。
(1)　多くの中温細菌は，5℃以下でも増殖できる。
(2)　通性嫌気性菌は，酸素の有無に関係なく増殖できる。
(3)　細菌が利用できる水分は，結合水である。
(4)　多くの食中毒起因菌は，pH1でも増殖できる。
(5)　独立栄養菌は，増殖に有機物を必要とする。

問題21　腐敗・変敗についての記述である。**正しいものを一つ選びなさい**。
(1)　一般細菌数(生菌数)は，腐敗の進行を評価するために用いられる。
(2)　魚肉の鮮度を表すK値は，値が大きいほど鮮度が良い。
(3)　過酸化物価（POV）は，たんぱく質の過酸化物の量を表す。
(4)　揮発性塩基窒素（VBN）は，油脂の変敗の程度を測定できる。
(5)　でんぷん質系食品の主な腐敗生成物に，アンモニアがある。

問題22　食品添加物についての記述である。**正しいものを一つ選びなさい**。
(1)　亜硝酸ナトリウムは，油脂の酸化防止のために使用される。
(2)　イマザリルは，かんきつ類のかびの発生防止に用いられる。
(3)　エリソルビン酸は，食品中の色素を脱色して嗜好性を高める。
(4)　D-ソルビトールは，食品に粘りや滑らかさを与えるために使用する。
(5)　安息香酸ナトリウムは，食品に甘みを付与し砂糖の代替品として利用される。

問題23　哺乳類を中間宿主とする寄生虫である。**正しい**

ものを一つ選びなさい。
(1)　トキソプラズマ
(2)　回虫
(3)　アニサキス
(4)　肝吸虫
(5)　クリプトスポリジウム

● 令和元年度（第21回）

問題16　食中毒の原因物質と分類についての組合せである。**正しいものを一つ選びなさい**。
(1)　サルモネラ属菌　————　毒素型の細菌性食中毒
(2)　クリプトスポリジウム　——　動物性自然毒食中毒
(3)　ヒスタミン　————————　化学性食中毒
(4)　スコポラミン　————————　寄生虫による食中毒
(5)　サキシトキシン　————　植物性自然毒食中毒

問題17　黄色ブドウ球菌とその食中毒についての記述である。**正しいものを一つ選びなさい**。
(1)　潜伏期間は，24〜48時間である。
(2)　主な症状は，手足のしびれである。
(3)　ベロ毒素を産生する。
(4)　菌は，ヒトの体表面や粘膜に分布する。
(5)　主な原因食品は，魚介類である。

問題18　動物性自然毒についての記述である。**正しいものの組合せを一つ選びなさい**。 やや難
a．フグの毒は，フグの肝臓と卵巣に含まれている。
b．フグの毒量を表す単位として，MU（マウスユニット）がある。
c．麻痺性貝毒は，フグ毒と同じ毒素である。
d．下痢性貝毒は，貝柱に含まれる。
(1)　aとb　　(2)　aとc　　(3)　aとd
(4)　bとc　　(5)　cとd

問題19　食品の安全性の確保についての記述である。**正しいものを一つ選びなさい**。
(1)　食肉・食肉加工品の理想的な保存温度は，10℃付近である。
(2)　海産魚介類から二次汚染された野菜やその加工品の食中毒事例がある。
(3)　最近の干物製品は水分活性が高く，常温流通が可能である。
(4)　カットされたキャベツよりも新鮮なキャベツの方が，エチレンの生成が多い。
(5)　惣菜類は，腐敗・変敗しにくく消費期限が長い。

問題20　食品添加物の使用についての記述である。**誤っているものを一つ選びなさい**。

(1)　微生物の増殖を抑え保存性が高められる。

(2)　栄養素の強化が可能である。

(3)　色や香りなどの嗜好性が高められる。

(4)　製造過程での使用により，作業能率を上げることができる。

(5)　合成の添加物のみが，規制の対象である。

問題21　輸入食品についての記述である。**正しいものを一つ選びなさい**。

(1)　2009年以降は輸入食品の届出件数が減少している。

(2)　輸入の際には，検疫所が検査する。

(3)　輸入の際には，行政検査を必ず受ける。

(4)　輸入届出件数に対する食品衛生法違反件数の割合は，上昇している。

(5)　食品または添加物の基準および規格にかかわる違反は少ない。

問題22　食品の安全管理についての記述である。**正しい**ものの組合せを一つ選びなさい。 やや難

a．トレーサビリティは，食中毒等の問題があった際の食品の迅速な回収に役立つ。

b．食育基本法は，食品の安全性確保が健全な食生活の基礎であるとしている。

c．HACCPでは，最終製品の抜き取り検査で安全を確保する。

d．ISO9001は，品質マネジメントシステムと食品安全リスク分析の手法を取り入れている。

(1)　aとb　　(2)　aとc　　(3)　aとd

(4)　bとc　　(5)　bとd

問題23　トレーサビリティが法律で義務づけられている食品である。**正しいものの組合せを一つ選びなさい**。

a．米

b．大豆

c．国産牛肉

d．とうもろこし

(1)　aとb　　(2)　aとc　　(3)　aとd

(4)　bとc　　(5)　bとd

4 　栄養と健康に関する科目

問題24　食欲の調節についての記述である。**正しいもの**を一つ選びなさい。難

(1)　食欲は，摂食中枢の脂肪酸感受性ニューロン（空腹ニューロン）により引き起こされる。

(2)　食欲は，摂食中枢のグルコース感受性ニューロン（満腹ニューロン）により抑制される。

(3)　食欲は，胃や消化管で分泌されるグレリンにより抑制される。

(4)　食欲は，脂肪細胞から分泌されるレプチンにより亢進される。

(5)　食欲は，長期的に見て体脂肪量（エネルギー貯蔵量）の増減により調節されている。

問題25　たんぱく質の栄養価についての記述である。**正しいもの**を一つ選びなさい。やや難

(1)　たんぱく質の栄養価は，体構成たんぱく質となる割合が高いものほど高い。

(2)　生物価は，汎用的なたんぱく質栄養価評価法である。

(3)　生物学的なたんぱく質の評価法には，プロテインスコアやアミノ酸価がある。

(4)　生物価は，ヒトの必要な必須アミノ酸組成と比較して最も不足しているアミノ酸の割合で示される。

(5)　正味たんぱく質利用効率（NPU）は，吸収窒素量に対する体内保留窒素量の割合として示されている。

問題26　「妊娠前からはじめる妊産婦のための食生活指針」についての記述である。**誤っているもの**を一つ選びなさい。

(1)　若い女性において，低体重の割合が増加していることなどから「妊産婦のための食生活指針」が改定された。

(2)　妊娠前から，健康なからだづくりを目指すものとして策定されている。

(3)　「妊娠中の体重増加は，お母さんと赤ちゃんにとって望ましい量に」として，「妊娠中の体重増加指導の目安」が示されている。

(4)　「主食」から，たんぱく質をしっかりとることを推奨している。

(5)　「無理なくからだを動かしましょう」と，健康なか

らだづくりに重要な運動項目が追加されている。

問題27　健康の維持・増進についての記述である。**正しいもの**を一つ選びなさい。やや難

(1)　日内リズム（サーカディアンリズム）は，日中の活動時間内での生体リズムのことである。

(2)　多様化した社会における「健康」の考えには，疾病がある状態は含まれない。

(3)　「健康日本21（第三次）」の基本方針には，社会環境の整備・改善は含まれない。

(4)　人体のホメオスタシスは，健康維持とは無関係である。

(5)　平均余命とは，ある年齢の人々がその後何年生きられるかという期待値のことである。

問題28　「健康日本21（第二次）」についての記述である。**誤っているもの**を一つ選びなさい。

(1)　地域保健法をもとにして策定された。

(2)　健康寿命を延ばすことを目的にしている。

(3)　生活習慣に関する具体的な数値目標を設定している。

(4)　生活習慣病の予防を目的にしている。

(5)　社会全体による支援環境の整備を図ろうとするものである。

問題29　次の生化学検査の中で，肝臓疾患の評価指標となるものはどれか。**正しいもの**を一つ選びなさい。

(1)　空腹時血糖値

(2)　γ-GTP（γ-グルタミルトランスペプチダーゼまたはγ-グルタミナーゼ）

(3)　総コレステロール

(4)　尿素窒素

(5)　HDLコレステロール

問題30　生活習慣病と栄養についての記述である。**正しいもの**を一つ選びなさい。

(1)　脂質異常症は，全ての血清脂質の値が基準値より高い状態をいう。

(2)　血清ヘモグロビンA1c値は，検査日の血糖値と相関する。

(3)　高血圧を防ぐには，カルシウムを摂取するとよい。

(4)　エネルギー収支バランスの判定には，食事調査を用いる。

(5) 糖尿病は，放置すると様々な合併症を引き起こす。

●令和4年度（第24回）

問題24 栄養素についての記述である。**正しいもの**を一つ選びなさい。
(1) スクロースは，グルコースとガラクトースが結合した二糖類である。
(2) 解糖系は，酸素を必要とする代謝経路である。
(3) パルミチン酸は，炭素数16の不飽和脂肪酸である。
(4) ナトリウムイオンは，カリウムイオンとは反対に細胞内液に多く存在する。
(5) ビタミンCは，結合組織であるコラーゲンの合成に必要である。

問題25 栄養と健康についての記述である。**正しいもの**を一つ選びなさい。
(1) 筋肉は，エネルギー源として優先的に脂肪を利用する。
(2) フレイルは，筋肉量の減少のほか身体機能の低下などがその要因である。
(3) 高齢期の細胞内水分量は，成人期のその量と同等である。
(4) 血清アルブミンは，急速代謝回転たんぱく質として栄養状態の指標に用いられる。
(5) カウプ指数は，学童期の骨格筋量の評価に用いられる。

問題26 ホメオスタシスについての記述である。**誤っているもの**を一つ選びなさい。
(1) ホメオスタシスの構成要素の一つである遠心性経路とは，調節中枢（脳や脊髄）から効果器（筋肉や分泌腺など）への情報の伝達のことである。
(2) ホメオスタシスは，適切なヒトの体液環境を一定の範囲に保とうとする。
(3) ホメオスタシスは，神経系を介して調節される。
(4) ホメオスタシスは，健康維持に影響を及ぼさない。
(5) 内部環境のホメオスタシスには，外部環境との物質交換が必要である。

問題27 脂質についての記述である。**正しいもの**を一つ選びなさい。難
(1) アラキドン酸は，体内で合成されるので必須脂肪酸ではない。
(2) リノール酸は，n-3系不飽和脂肪酸である。
(3) 脂肪酸は，解糖系を経てアセチルCoAに代謝される。

(4) 中性脂肪は，1個の脂肪酸に3個のグリセロールが結合したものである。
(5) 食べ物から摂るコレステロール量は，体内（肝臓や小腸）での合成量より少ない。

問題28 食事バランスガイドについての記述である。空欄Aに対応する**正しいもの**を一つ選びなさい。やや難

食事バランスガイドで，上から三段目に示されているサービングサイズ（SV）が3-5の料理区分は　　A　　である。

(1) 主菜
(2) 主食
(3) 副菜
(4) 果物
(5) 牛乳・乳製品

問題29 免疫と栄養についての記述である。**正しいもの**を一つ選びなさい。
(1) 抗原は，B細胞から産生される。
(2) 抗体は，糖質と脂質が主成分である。
(3) ほとんどの獲得免疫（適応免疫）は，生まれた時から備わっている。
(4) 免疫機能は，栄養状態に左右されない。
(5) 食物アレルギーは，免疫反応の一種である。

問題30 次の生化学検査の中で，糖尿病の診断基準（評価指標）となるものはどれか。**正しいもの**を一つ選びなさい。
(1) 中性脂肪
(2) 空腹時血糖値
(3) 総コレステロール
(4) 血清アルブミン
(5) LDLコレステロール

●令和3年度（第23回）

問題24 骨量についての記述である。**正しいもの**を一つ選びなさい。
(1) 老年期の加齢により骨量は増加する。
(2) 女性は，閉経後に急激に骨量が増加する。
(3) 体重の重い人は，骨密度が低い。
(4) 運動している人は，していない人と比べて骨密度が低い。
(5) 不適切なダイエットは，骨粗鬆症のリスクが高くなる。

問題25　栄養と健康についての記述である。**正しいもの**を一つ選びなさい。
(1)　乳糖不耐症は，ラクターゼの過剰産生に起因する。
(2)　脂質の過剰摂取は，摂取エネルギー量が増加するため，肥満になりやすい。
(3)　クワシオルコールは，乳幼児におけるたんぱく質過剰症である。
(4)　活性型ビタミンDは，カリウムの吸収を促進する。
(5)　ビタミンB_1は，過剰に摂取しても尿中に排泄されない。

問題26　国民健康・栄養調査とその結果についての記述である。**正しいもの**を一つ選びなさい。
(1)　調査は，5年に1度行われている。
(2)　調査は，健康増進法によって規定されている。
(3)　調査項目には，生活習慣病に関するものがない。
(4)　20歳から29歳における肥満者の割合は，女性よりも男性の方が低い。
(5)　成人の食塩摂取量は，約1g/日である。

問題27　食生活指針の内容についての記述である。**誤っているもの**を一つ選びなさい。
(1)　食事を楽しみましょう。
(2)　主食・主菜・副菜を基本に，食事のバランスを。
(3)　エネルギー源は，余裕を持って多めに摂取しましょう。
(4)　食料資源を大切に，無駄や廃棄の少ない食生活を。
(5)　「食」に関する理解を深め，食生活を見直してみましょう。

問題28　新型コロナウイルス感染症（COVID-19）についての記述である。**正しいもの**を一つ選びなさい。
(1)　ワクチンは，免疫反応を通じて，人体内の抗原量を増やす作用がある。
(2)　抗体は，B細胞より産生される。
(3)　PCR検査は，人体内の抗体の量を測定する。
(4)　主な感染経路は，感染者との皮膚接触による。
(5)　ワクチンは，主に自然免疫を強化する。

問題29　体格指数についての記述である。**正しいもの**を一つ選びなさい。
(1)　体格指数は，身長と体重を組み合わせて算出するものである。
(2)　BMI（Body mass index）は，学童期に用いる体格指数である。
(3)　カウプ指数は，成人に用いる体格指数である。
(4)　ローレル指数は，乳幼児に用いる体格指数である。

(5)　BMIでは，20以上を肥満と判定する。

問題30　高齢者の栄養と健康についての記述である。**正しいもの**を一つ選びなさい。
(1)　エネルギー摂取量が低下した場合，筋肉量は減るが，免疫力は低下しない。
(2)　低栄養状態は，嚥下障害がその原因の一つである。
(3)　塩味に比べて甘味の識別能力が低下する。
(4)　血清アルブミンは，短期間の栄養状態の指標として有用である。
(5)　ウエスト周囲径は，骨格筋量の評価に用いられる。

●令和2年度（第22回）

問題24　たんぱく質の栄養価についての記述である。**正しいもの**を一つ選びなさい。
(1)　たんぱく質の栄養価の評価には，そのたんぱく質を構成する必須アミノ酸組成による化学的な評価法のみが用いられる。
(2)　たんぱく質の栄養価の評価には，窒素出納法を基本とする生物価（BV）や正味たんぱく質利用効率（NPU）などの生物学的な評価法のみが用いられている。
(3)　化学的な評価法で用いられる基準アミノ酸パターンの違いによって，プロテインスコアやアミノ酸価などと呼ばれる。
(4)　生物学的な評価法一つである生物価（BV）は，消化吸収率を考慮した指標である。
(5)　生物学的な評価法の一つである正味たんぱく質利用効率（NPU）は，消化吸収率が考慮されていない指標である。

問題25　バランスのとれた食事についての記述である。**正しいもの**を一つ選びなさい。
(1)　「日本人の食事摂取基準」におけるPFC比率は，P25〜30％，F20〜25％，C35〜45％が適切とされている。
(2)　食品の組合せのバランスは，20品目以上とるように心がけるとよい。
(3)　主菜にはたんぱく質の多い食品，副菜，副副菜には，野菜や果物，乳・乳製品，海藻類などを取り入れるとよい。
(4)　料理の組合せのバランスは，個人の嗜好に合せておいしそうと感じる料理を考えるとよい。
(5)　毎食事のバランスは，1日3食を基本として，朝食少なめ，夕食多めを心がけるとよい。

問題26 栄養素についての記述である。**正しいものを一つ選びなさい。**

(1) ラクトースは，グルコースとマンノースが結合した二糖類である。

(2) グルコースが代謝分解される過程で，高エネルギー物質（ATP）が生成される。

(3) オレイン酸は，炭素数16の不飽和脂肪酸である。

(4) ナトリウムイオンは，細胞外液より細胞内液に多く存在する。

(5) ビタミンCは，酸化されにくいため，抗酸化作用を示す。

問題27 健康と栄養についての記述である。**正しいものを一つ選びなさい。**

(1) 「健康」と「健康でない」状態は，はっきり二分できる。

(2) 平均余命は，0歳児の平均寿命のことである。

(3) 健康に関する社会環境の改善は，「健康日本21」のなかで提案されていない。

(4) 食事摂取は，生体リズムとは無関係である。

(5) 慢性疾患と上手につきあいながら生き甲斐をもって生活することは，「健康」の定義に近い。

問題28 細胞内小器官についての記述である。**正しいものを一つ選びなさい。**

(1) 細胞膜は，リン脂質の4重層膜から構成される。

(2) リソゾームは，たんぱく質合成の場である。

(3) サイトゾル（細胞質基質）は，クエン酸回路（TCA回路）の反応の場である。

(4) リボゾームは，加水分解酵素による細胞内外物質の分解の場である。

(5) ミトコンドリアは，エネルギー（ATP）合成の場である。

問題29 体脂肪についての記述である。**正しいものを一つ選びなさい。**

(1) 体脂肪は，エネルギーの貯蔵場所である。

(2) 皮下脂肪厚の推奨測定部位は，腹部皮下脂肪厚である。

(3) 皮下脂肪型肥満は，リンゴ型肥満ともいう。

(4) 内臓脂肪型肥満は，洋ナシ型肥満ともいう。

(5) 皮下脂肪が増加して発症する病態を，メタボリックシンドロームという。

問題30 ライフステージと栄養についての記述である。**正しいものを一つ選びなさい。** やや難

(1) 欠食回数が多い子どもは，不定愁訴を訴える割合

が多い。

(2) 幼児の発育状態の評価には，ローレル指数を用いる。

(3) 思春期スパートは，女子では11〜14歳にみられる。

(4) 女性の骨量は，閉経直前に急激に減少する。

(5) 加齢により味覚の閾値は低下する。

●令和元年度（第21回）

問題24 栄養素についての記述である。**正しいものを一つ選びなさい。** やや難

(1) セルロースは，アミロースと構造が類似しているため，アミラーゼで消化される。

(2) 糖新生は，貯蔵脂肪を分解してグルコースを産生する経路である。

(3) 中鎖脂肪酸は，炭素数が14〜16程度の脂肪酸のことである。

(4) ナトリウムは，イオンとして細胞内液に多く存在している。

(5) プロビタミンAは，そのままではビタミンAとしての生理作用を持っていない。

問題25 たんぱく質の消化酵素である。**正しいものを一つ選びなさい。**

(1) リパーゼ

(2) マルターゼ

(3) アミラーゼ

(4) スクラーゼ

(5) ペプシン

問題26 免疫と栄養についての記述である。**正しいものを一つ選びなさい。**

(1) 獲得免疫は，抗原特異性がない。

(2) 唾液に含まれるリゾチームによる溶菌作用は，獲得免疫の一種である。

(3) B細胞は，獲得免疫に関与しない。

(4) 免疫グロブリンE（IgE）は，食物アレルギーに関与する。

(5) 低栄養状態では，免疫機能が強められる。

問題27 食生活指針（平成12年策定／平成28年一部改正）に記載された「食生活指針」である。**誤っているものを一つ選びなさい。**

(1) 食事をたのしみましょう。

(2) 1日の食事のリズムから，健やかな生活リズムを。

(3) 主食，主菜，副菜を基本に，食事のバランスを。

(4) ごはんなどの穀物による炭水化物の摂取は，なる

べく少なく。
(5) 野菜・果物，牛乳・乳製品，豆類，魚なども組み合わせて。

問題28 食事バランスガイドについての記述である。**正しいものを一つ選びなさい。**
(1) 料理の組み合わせで，望ましい食事のとり方と量を示した。
(2) イラストの形は「バランス天秤」をイメージしている。
(3) 主菜，副菜，牛乳・乳製品，果物の4つの料理区分に分類している。
(4) 料理の単位は，kg単位で示されている。
(5) 各料理区分の数値は，1食分が示されている。

問題29 生化学検査の中で貧血の指標となる検査項目である。**正しいものを一つ選びなさい。**
(1) ヘモグロビン
(2) 中性脂肪
(3) LDLコレステロール
(4) 空腹時血糖値
(5) γ-GTP（γ-グルタミルトランスペプチダーゼ)

問題30 乳幼児期についての記述である。**正しいものを一つ選びなさい。** やや難
(1) 生後6ヶ月から5歳くらいまでの栄養補給のための粉乳を，フォローアップミルクという。
(2) 哺乳反射が消失すると離乳の終了となる。
(3) 乳児期の発育の評価には，身長体重曲線とローレル指数を用いる。
(4) 幼児の第一反抗期は，4〜5歳で現れる。
(5) 幼児期の偏食により，鉄欠乏性貧血になりやすい。

5　食物学に関する科目

● 令和5年度（第25回）

問題31　日本食品標準成分表2020年版（八訂）についての記述である。**誤っているもの**を一つ選びなさい。

やや難

(1)　年間を通じて普通に摂取する場合の全国的な代表値として標準成分値が示されている。

(2)　食品のエネルギー値は，アトウォーターの係数を用いて算出している。

(3)　一般成分として示している脂質にはコレステロール含量は含まれていない。

(4)　でんぷん含量に1.10を乗じて，利用可能炭水化物量とする。

(5)　食品群別収載食品数では，魚介類が一番多い。

問題32　鶏卵についての記述である。**正しいもの**を一つ選びなさい。

(1)　卵白部と卵黄部の重量割合は，ほぼ同じである。

(2)　卵が原因の食中毒で，最も多いのはサルモネラ菌による食中毒である。

(3)　卵を貯蔵すると卵白のpHは低下する。

(4)　卵はLL，L，M，Sの4段階にグループ分けされている。

(5)　かたいゲルとなる加熱温度は，卵黄よりも卵白のほうが低い。

問題33　色素についての記述である。**誤っているもの**を一つ選びなさい。

(1)　食肉では，ミオグロビンの含量が多いほど赤くなる。

(2)　アントシアニンは，酸性では赤色，塩基性では青色となる。

(3)　カロテノイドは，カロテン類とキサントフィル類に大別される。

(4)　クロロフィルに含まれる金属元素は，鉄である。

(5)　ハムやソーセージでは，発色剤として亜硝酸塩，硝酸塩が使われる。

問題34　糖類についての記述である。**誤っているもの**を一つ選びなさい。やや難

(1)　マルトースは，麦芽水あめに顕著に含まれる。

(2)　スクロースは，サトウキビやテンサイから得られる。

(3)　ラフィノースは，大豆におけるオリゴ糖の主成分である。

(4)　ラクトースは，牛乳の糖質の約30％を占める。

(5)　トレハロースは，もちや団子の老化を防ぐ目的で利用される。

問題35　発酵調味料についての記述である。**誤っているもの**を一つ選びなさい。

(1)　味噌および醤油の製造に欠かせない原料として，大豆がある。

(2)　食酢は，穀物や果実を原料にした醸造酒を乳酸菌で発酵させてつくられる。

(3)　味噌や醤油の着色は，主としてメラノイジンの生成による。

(4)　本みりんは，もち米に米麹を混ぜ，焼酎または醸造アルコールを加えて糖化・熟成させたものである。

(5)　淡口醤油は，濃口醤油に比べて塩分濃度が高い。

問題36　食品加工法の操作と原理における作用の組合せである。**正しいもの**を一つ選びなさい。

(1)　加水分解 ──────── 物理的作用

(2)　蒸留 ─────────── 化学的作用

(3)　酵素処理 ──────── 生物的作用

(4)　バイオリアクター ── 物理的作用

(5)　加熱 ─────────── 化学的作用

問題37　米の成分特性と機能性についての記述である。**正しいもの**を一つ選びなさい。

(1)　米の一番多い成分組成は，たんぱく質である。

(2)　うるち米のでんぷんは，ほぼ100％アミロペクチンで構成されている。

(3)　米たんぱく質の第一制限アミノ酸は，トリプトファンである。

(4)　米の脂質の大部分は，胚乳部に含まれている。

(5)　玄米は，白米よりもビタミンを多く含んでいる。

問題38　肉類についての記述である。**正しいもの**を一つ選びなさい。難

(1)　食肉となる動物の筋肉は，平滑筋である。

(2)　食肉の色に関係する主要なたんぱく質は，ヘモグロビンである。

(3)　肉基質たんぱく質であるエラスチンを水中で加熱すると，ゼラチンになる。

(4)　食肉脂質を構成している脂肪酸のなかで最も多く含まれるのは，オレイン酸である。

(5)　鶏のほうが牛より最大死後硬直に至る時間が長い。

問題39　保健機能食品についての記述である。**誤っているものを一つ選びなさい。** 難

(1)　栄養機能食品は，国の定めた基準に合えば，製造業者が自らの責任で表示することができる。

(2)　機能性表示食品では，販売する企業がその根拠となる科学的根拠など必要事項を消費者庁に届ければ，機能性を表示することができる。

(3)　特定保健用食品の疾病リスク低減表示は，カルシウムと葉酸のみ表示することができる。

(4)　規格基準型の特定保健用食品で認められている関与成分は，食物繊維とオリゴ糖のみである。

(5)　特定保健用食品では，保健の機能として「睡眠」に関する表示が可能である。

●令和4年度（第24回）

問題31　日本食品標準成分表2020年版（八訂）についての記述である。**正しいものを一つ選びなさい。** やや難

(1)　収載食品数は，1,878食品である。

(2)　食品のエネルギー値は，原則としてアトウォーター係数を用いている。

(3)　しょうゆなどの液体では，100mL当たりの成分値を収載している。

(4)　でんぷんの単糖当量は，成分値に0.9を乗じて換算している。

(5)　食物繊維について，本表には総量のみが収載されている。

問題32　食品中のビタミンについての記述である。**正しいものを一つ選びなさい。** やや難

(1)　アリチアミンは，ニンニクのにおい物質のレンチオニンがビタミンB_1と結合したものである。

(2)　牛乳を日光にさらすと，ビタミンAの光増感作用により着香する。

(3)　葉酸を多く含む食品には，疾病リスク低減表示のできる機能性表示食品になるものがある。

(4)　ビタミンB_{12}は，植物性食品に多く含まれる。

(5)　ビタミンKは，カルシウムの吸収を促進するため，骨粗鬆症の予防効果がある。

問題33　鶏卵についての記述である。**正しいものを一つ選びなさい。**

(1)　卵殻の主成分は，炭酸カルシウムである。

(2)　鶏卵には，ほぼ同量の卵白と卵黄が含まれる。

(3)　卵黄は，脂質よりもたんぱく質を多く含む。

(4)　かたいゲルを形成する温度は，卵白よりも卵黄の方が高い。

(5)　卵を貯蔵すると，ハウユニットが上昇する。

問題34　食品成分の変化についての記述である。**正しいものを一つ選びなさい。** やや難

(1)　変性したたんぱく質は，たんぱく質分解酵素の作用を受けにくくなる。

(2)　糊化したでんぷんは，消化されやすくなる。

(3)　アミロペクチンは，アミロースに比べて，老化しやすい。

(4)　飽和脂肪酸は，不飽和脂肪酸に比べて，酸化しやすい。

(5)　アミノカルボニル反応は，酵素が関与する反応である。

問題35　豆類とその加工品についての記述である。**誤っているものを一つ選びなさい。** 難

(1)　絹ごし豆腐の製造には，木綿豆腐よりも濃度の高い豆乳を使用する。

(2)　湯葉は，濃い豆乳を40℃程度で加熱し，表面に生じたたんぱく質の薄い皮膜をすくい上げたものである。

(3)　アメリカ産大豆は，日本産大豆に比べて脂質含量が高く，食用油の原料とされる。

(4)　分離大豆たんぱく質のたんぱく質含量は，脱脂大豆粉のたんぱく質含量より高い。

(5)　糸引き納豆の粘質物は，ポリグルタミン酸である。

問題36　牛乳についての記述である。**正しいものを一つ選びなさい。** やや難

(1)　初乳は，常乳に比べてたんぱく質やビタミンAの含量が高い。

(2)　カゼインの等電点は，pH5.5である。

(3)　ビタミン含量は，乳牛の品種，飼料により変動するが，季節による変動はない。

(4)　人乳に比べて，たんぱく質，炭水化物，無機質の含量が高い。

(5)　乳脂肪を構成する主な脂肪酸は，酪酸である。

問題37　魚介類についての記述である。**正しいものを一つ選びなさい。** 難

(1)　春に獲れる初がつおは，秋に獲れる戻りがつおよりも脂質含量が高い。

(2)　魚介類のエキス成分には，たんぱく質や脂質が含まれる。

(3)　魚油は，n-6系の多価不飽和脂肪酸を多く含む。

(4)　イカスミの成分は，メラニンである。

(5)　海産魚の生臭さは，ピペリジン系化合物による。

問題38　嗜好飲料類についての記述である。**正しいもの**を一つ選びなさい。 やや難

(1)　ウーロン茶は，後発酵茶である。

(2)　日本緑茶のほとんどは，生葉をすぐ釜で炒って酵素を不活性化させた釜炒り製である。

(3)　紅茶の水色は，アミノカルボニル反応による。

(4)　コーヒー豆の焙煎時間は，フレンチローストがイタリアンローストよりも長い。

(5)　ココアは，カカオマスからココアバターを取り除いて製造される。

問題39　食用油脂についての記述である。**誤っているも**のを一つ選びなさい。 難

(1)　エゴマ油には，α-リノレン酸が60％程度含まれる。

(2)　キャノーラ油には，エルカ酸（エルシン酸）が40％程度含まれる。

(3)　ラードは，酸化されにくいため揚げ油に多用される。

(4)　オリーブ油には，オレイン酸が70％程度含まれる。

(5)　ヤシ油は，飽和脂肪酸を主要構成脂肪酸とする。

●令和３年度（第23回）

問題31　炭水化物についての記述である。**正しいもの**を一つ選びなさい。

(1)　トレハロースは，きのこ類に含まれる糖アルコールである。

(2)　スタキオースは，大豆に含まれる単糖である。

(3)　グルコマンナンは，アルカリ性の塩類を加えると，ゲルを生成する。

(4)　キチンは，窒素を含む水溶性の食物繊維である。

(5)　ソルビトールは，マルトースを還元したものである。

問題32　食品と酵素についての記述である。**誤っている**ものを一つ選びなさい。

(1)　パイナップルには，たんぱく質分解酵素パパインが含まれる。

(2)　チーズの製造には，レンネット（キモシン）が使われる。

(3)　異性化糖の製造には，グルコースイソメラーゼが使われる。

(4)　果汁の清澄化には，ペクチナーゼが使われる。

(5)　大豆の青臭みは，リポキシゲナーゼの作用による。

問題33　日本食品標準成分表2020年版（八訂）についての記述である。**誤っているもの**を一つ選びなさい。 やや難

(1)　液体食品の成分値は，100mL当たりの数値で示されている。

(2)　成分値において，「-」は，未測定であることを示している。

(3)　成分値において，「(Tr)」は，微量に含まれていると推定されることを示す。

(4)　食塩相当量は，ナトリウム量に2.54を乗じて算出した値である。

(5)　新しい成分項目として，有機酸が設定された。

問題34　脂肪酸についての記述である。**正しいもの**を一つ選びなさい。

(1)　水への溶解度は，長鎖脂肪酸＞中鎖脂肪酸＞短鎖脂肪酸の順である。

(2)　飽和脂肪酸は，不飽和脂肪酸に比べて酸化されやすい。

(3)　α-リノレン酸は，n-6系脂肪酸である。

(4)　不飽和脂肪酸における二重結合の立体配置は，一般にトランス型である。

(5)　脂肪酸は，トリグリセリド（トリアシルグリセロール）の構成成分である。

問題35　発酵食品についての記述である。**正しいもの**を一つ選びなさい。

(1)　味噌や醤油の醸造には，麹菌，酵母，酢酸菌が用いられる。

(2)　糸引き納豆の製造には，麹菌が用いられる。

(3)　ワインは，単発酵による果実酒である。

(4)　ビールの製造では，発芽させた大麦のプロテアーゼにより麦芽汁をつくる。

(5)　清酒は，単行複発酵酒である。

問題36　機能性食品についての記述である。**正しいもの**を一つ選びなさい。 やや難

(1)　保健機能食品には，特定保健用食品，栄養機能食品，特別用途食品がある。

(2)　特定保健用食品には，個別許可型，規格基準型，疾病リスク低減表示，条件付きの区別がある。

(3)　栄養機能食品において表示対象となる栄養成分は，ビタミンとミネラルのみである。

(4)　特別用途食品は，食品衛生法に基づき消費者庁長

官により許可された食品である。

(5) 機能性表示食品には，許可マークがある。

問題37 冷蔵・冷凍保存についての記述である。**誤っているものを一つ選びなさい。**やや難

(1) 冷凍食品は，ブランチングや調理など，前処理が施された後，殺菌される。

(2) 冷凍食品は，急速冷凍後，包装し−18℃以下で保存される。

(3) 液体式凍結では，低温の液体として食塩水やアルコールなどが使用される。

(4) 氷温とは，0℃から食品が凍る直前までの温度帯をいう。

(5) パーシャルフリージングとは，食品を冷凍ではなく，半凍結・微凍結状態で貯蔵する方法である。

問題38 藻類についての記述である。**正しいものを一つ選びなさい。**やや難

(1) 干し昆布の表面の白い粉の主成分は，マンノースである。

(2) アルギン酸は，紅藻類に含まれる多糖類である。

(3) 褐藻類には，カロテノイド色素のフコキサンチンが多く含まれる。

(4) アオサは，藍藻類である。

(5) アサクサノリは，緑藻類である。

問題39 生鮮野菜の貯蔵についての記述である。**正しいものを一つ選びなさい。**

(1) 収穫後貯蔵中の呼吸量は，根菜類が最も大きい。

(2) エチレン生成を促進することが，野菜の鮮度保持につながる。

(3) キュウリやナスの貯蔵温度は，5℃以下にするのが望ましい。

(4) MA包装では，袋の中が低酸素・高二酸化炭素状態に保たれる。

(5) CA貯蔵は，貯蔵倉庫内を低温・高酸素状態にする貯蔵法である。

● **令和2年度**（第22回）

問題31 果物に存在するプロテアーゼである。**誤っているものを一つ選びなさい。**

(1) フィシン

(2) アクチニジン

(3) ブロメライン

(4) パパイン

(5) キモシン

問題32 日本食品標準成分表2015年版（七訂）についての記述である。**誤っているものを一つ選びなさい。**

(1) 一般成分とは，たんぱく質，脂質，炭水化物，灰分およびビタミンのことである。

(2) 食物繊維は，水溶性食物繊維，不溶性食物繊維およびそれらの総量が記載されている。

(3) 食塩相当量が記載されている。

(4) たんぱく質は，基準窒素量から求めたもの，およびアミノ酸組成から求めたものが記載されている。

(5) 各成分が未測定の場合は，「—」と記載されている。

問題33 二糖類の還元性についての記述である。**誤っているものを一つ選びなさい。**やや難

(1) ショ糖（スクロース）は非還元糖である。

(2) セロビオースは，還元糖である。

(3) トレハロースは，非還元糖である。

(4) 乳糖（ラクトース）は，還元糖である。

(5) 麦芽糖（マルトース）は，非還元糖である。

問題34 乳化系食品についての記述である。**誤っているものを一つ選びなさい。**

(1) マヨネーズは，O/W型エマルションの食品である。

(2) マーガリンは，W/O型エマルションの食品である。

(3) 牛乳は，O/W型エマルションの食品である。

(4) アイスクリームは，W/O型エマルションの食品である。

(5) バターは，W/O型エマルションの食品である。

問題35 甘味類についての記述である。**正しいものを一つ選びなさい。**やや難

(1) カンショ糖は，サトウキビの茎の搾汁（糖液）から精製される。

(2) 含蜜糖は，遠心分離などの工程により砂糖の結晶から糖蜜を除いたものである。

(3) ざらめ（双目）糖は，くるま（車）糖より結晶粒径が細かい。

(4) 異性化糖は，ブドウ糖と乳糖の混合液糖である。

(5) 上白糖には，着色防止のために転化糖が加えられている。

問題36 食肉についての記述である。**誤っているものを一つ選びなさい。**

(1) 日本の市場に出回っている和牛の多くは，褐毛和種である。

(2) 死後硬直は，筋肉中のアクチンとミオシンがアクトミオシンを形成して起こる。

（3）　生後１年未満の羊肉をラム，１年以上の羊肉をマトンという。

（4）　熟成に要する期間は，豚肉よりも牛肉のほうが長い。

（5）　ベーコンは，塩漬けした豚のバラ肉を燻製して製造される。

問題37　アルコール飲料についての記述である。**正しいもの**を一つ選びなさい。

（1）　アルコール分２％以上の飲料が，酒類に規定されている。

（2）　赤ワインは，赤色または黒色系のぶどうの果皮を取り除き発酵，熟成したものである。

（3）　ビールは，麦芽，ホップ，水を主原料として単発酵したものである。

（4）　リキュールは，醸造酒，蒸留酒に糖類，果実，香料などを加えて製造したものである。

（5）　蒸留酒には，清酒，ワイン，ビールなどがある。

問題38　食品成分の変化についての記述である。**正しいもの**を一つ選びなさい。やや難

（1）　高分子の鎖状化合物を水に分散させた粘性の流動性コロイドを，ゲルという。

（2）　糊化したでんぷんの老化は，冷蔵により抑制される。

（3）　熟成による軟化過程で，果物のペクチンは分解されない。

（4）　脂質の自動酸化に，酸素分子は関与しない。

（5）　たんぱく質を熱変性させても，一次構造はほとんど変化しない。

問題39　食品の温度制御についての記述である。**誤っているもの**を一つ選びなさい。やや難

（1）　水分の多い食品は，チルド温度帯での保存に適している。

（2）　氷温貯蔵により保存期間を延長できるが，うま味や食感の向上にはつながらない。

（3）　パーシャルフリージングは，食品を半凍結状態あるいは微凍結状態で保存する方法である。

（4）　パーシャルフリージングの温度帯では，氷結晶が生じやすい。

（5）　最大氷結晶生成帯の通過時間が長くなると，氷結晶が大きくなる。

● 令和元年度（第21回）

問題31　でんぷんについての記述である。**正しいもの**を一つ選びなさい。難

（1）　でんぷんは，直鎖状の分子のアミロースと枝分かれの多い分子のペクチンで構成される。

（2）　急速冷凍は，糊化したでんぷんの老化防止に有効ではない。

（3）　でんぷんの糊化温度は，水分含量の多少によらず一定している。

（4）　原料となる作物が異なっていても，得られるでんぷんの特性は同じである。

（5）　我が国で最も多く使用されているでんぷんの原料作物は，とうもろこしである。

問題32　脂質についての記述である。**誤っているもの**を一つ選びなさい。やや難

（1）　コレステロールは，不ケン化物である。

（2）　レシチンは，乳化性を示す。

（3）　トリグリセリドは，グリセリンと脂肪酸のエステルである。

（4）　油脂のケン化価は，構成脂肪酸の分子量が小さければ大きくなる。

（5）　ステアリン酸の融点は，リノール酸の融点よりも低い。

問題33　食品の機能および機能性食品についての記述である。**正しいもの**を一つ選びなさい。

（1）　食品には，色，味，香り，物理的特性などの一次機能がある。

（2）　機能性表示食品とは，事業者の責任において科学的根拠に基づく機能性を表示した保健機能食品のことである。

（3）　機能性表示食品は，一般の食品とは違い疾病の予防や治癒などの表示が許可されている。

（4）　栄養機能食品には，許可マークがある。

（5）　特別用途食品は，保健機能食品の一つである。

問題34　食品加工法とその原理（作用）の組合せである。**誤っているもの**を一つ選びなさい。やや難

（1）　油脂の硬化　———　化学的作用

（2）　蒸留　————　物理的作用

（3）　酵素　————　生物的作用

（4）　超高圧利用　———　物理的作用

（5）　膜利用　————　生物的作用

問題35　いも類についての記述である。**誤っているもの**を一つ選びなさい。

（1）　さつまいもを長期保存する際には，キュアリング処理が有効である。

(2) きくいもに含まれる炭水化物の主成分は，イヌリンである。

(3) こんにゃくいもに含まれるグルコマンナンは，難消化性である。

(4) やまのいも類の粘質物は，加熱すると粘性が大きく低下する。

(5) いわゆる片栗粉として流通しているでんぷんは，さつまいも由来のものが多い。

問題36　肉類についての記述である。**誤っているもの**を一つ選びなさい。やや難

(1) 魚類では，死後のATPの分解程度を指標とするK値が低いほど鮮度がよい。

(2) 死後硬直の解除に必要な時間は，長い順に牛＞豚＞鳥である。

(3) ハム・ソーセージは，亜硫酸ナトリウムの使用が許可されている。

(4) 牛肉の肉質等級は1〜5の5段階であり，最も良い等級は5である。

(5) 食肉脂肪の融点は，牛＞豚＞鳥の順に高い。

問題37　野菜類についての記述である。**誤っているもの**を一つ選びなさい。やや難

(1) 可食部100g当りのカロテン含量が600μg未満でも，緑黄色野菜に分類する野菜がある。

(2) にんにくに含まれるアリシンは，ビタミンB$_1$と結合するとビタミンB$_1$の吸収力を高める。

(3) とうがらしの赤色色素は，カプサンチンである。

(4) にんじんは，アスコルビン酸オキシダーゼ活性が高い。

(5) ほうれんそうには，カルシウムの吸収を阻害するフィチン酸が多く含まれる。

問題38　発酵調味料についての記述である。**正しいもの**を一つ選びなさい。やや難

(1) 果実酢の主成分は，クエン酸である。

(2) 醤油の色は，発酵中に生成したメラニンによる。

(3) 麦みそは，麹の主原料として小麦を使った味噌である。

(4) 米味噌の塩分濃度は，淡口醤油の塩分濃度より低い。

(5) 本みりんは，酒税法では酒類として取り扱っていない。

問題39　食品の保蔵についての記述である。**正しいもの**を一つ選びなさい。

(1) 一般に水分活性の高い食品は，保蔵性が高い。

(2) 最大氷結晶生成帯を素早く通過させた食品は，解凍時のドリップが少ない。

(3) CA貯蔵は，二酸化炭素の組成率を大気よりも下げて貯蔵性を向上させる技術である。

(4) パーシャルフリージングの温度帯では，氷結晶ができにくい。

(5) チルド食品は，加圧殺菌釜中で加熱殺菌したものである。

6　調理学に関する科目

問題40　食品の浸漬についての記述である。正しいものを一つ選びなさい。難

(1)　あずきは，水に5〜6時間浸漬後煮る。
(2)　野菜類は，食塩水につけるとパリッとする。
(3)　あさりは，真水につけて砂をはかせる。
(4)　切り干し大根は，水に浸漬すると約10倍の重量になる。
(5)　身欠きにしんは，米のとぎ汁につけて戻す。

問題41　加熱操作についての記述である。正しいものを一つ選びなさい。

(1)　煮る操作では，煮汁の熱は食品の外側から内側へと放射により伝わる。
(2)　揚げ操作は，湿式加熱である。
(3)　加圧調理では，120℃前後の高温を利用する。
(4)　真空調理では，54℃以下までの低温で調理する。
(5)　過熱水蒸気加熱では，高温になるため酸化しやすい。

問題42　野菜・果物の調理性についての記述である。正しいものを一つ選びなさい。やや難

(1)　青菜の色は酸性下で，クロロフィルがクロロフィリンになって退色する。
(2)　ナスのぬか漬けでは，ミョウバンを使うと紫色が保たれる。
(3)　野菜を牛乳中で煮ると，水煮よりもやわらかくなる。
(4)　パイナップルのパパインは，肉を軟化させる効果がある。
(5)　高メトキシ（メトキシル）ペクチンは，カルシウムイオンでゲル化する。

問題43　食肉の調理性についての記述である。誤っているものを一つ選びなさい。

(1)　ひき肉に食塩を加えて十分に混ぜ合わせると，粘着力が増す。
(2)　食肉は，加熱前にマリネしておくと保水性が高まる。
(3)　すね肉は，長時間煮込むとやわらかくなるので，煮込み料理に適している。
(4)　ポークカツは，肉の繊維に平行に切り目を入れて

収縮を抑える。
(5)　ビーフシチューは，最初に食肉の表面を強火で加熱して，肉汁を保つようにしてから煮込む。

問題44　卵の調理性についての記述である。誤っているものを一つ選びなさい。やや難

(1)　卵白と卵黄は，ともに乳化性をもっている。
(2)　茶わん蒸しは，蒸し器内の温度が85〜90℃以上にならないようにする。
(3)　卵の鮮度が低下すると，泡立ちしやすくなる。
(4)　ポーチドエッグは，食酢を加えた沸とう水中では，卵白の凝固が遅くなる。
(5)　卵液の熱凝固は，牛乳中のカルシウムにより促進する。

問題45　魚介類の調理についての記述である。正しいものを一つ選びなさい。やや難

(1)　あらいには，マグロやカツオなどの赤身魚を用いることが多い。
(2)　しめさばでは，酢じめの後に塩じめをする。
(3)　赤身魚は，薄味で短時間煮るのが向いている。
(4)　蒸し物には，赤身魚が向いている。
(5)　テリーヌは，すり身に生クリームを混ぜて蒸したものである。

問題46　砂糖の調理についての記述である。誤っているものを一つ選びなさい。

(1)　ビスケットやケーキの焼き色を良くする。
(2)　180℃前後でカラメルを形成する。
(3)　寒天ゼリーの透明度を高める。
(4)　高濃度の砂糖は，微生物の生育を促進する。
(5)　きんとんの粘りやつやを出す。

問題40　野菜の調理についての記述である。誤っているものを一つ選びなさい。やや難

(1)　野菜を2％食塩水に浸漬すると，脱水する。
(2)　野菜を加熱調理すると，浸透圧により調味される。
(3)　赤カブを酢漬けにすると，赤色を呈する。
(4)　ワラビをアク抜きするには，重曹などを用いる。
(5)　大根を2％食塩水で煮ると，水煮よりもやわらかくなる。

問題41　煮物についての記述である。**誤っているものを**一つ選びなさい。

(1)　煮魚は，落し蓋をすると煮崩れしにくい。

(2)　圧力鍋を用いると，加熱温度は120℃前後に上昇する。

(3)　煮汁の対流によって，調味される。

(4)　いんげんまめは，吸水させずに加熱することができる。

(5)　含め煮では，煮汁の量は十分に必要である。

問題42　加熱機器・器具についての記述である。**正しいもの**を一つ選びなさい。やや難

(1)　ステンレスの熱伝導率は，アルミニウムより高い。

(2)　電子レンジは，磁力線を利用した機器である。

(3)　都市ガスは，プロパンガスよりも発熱量が大きい。

(4)　電磁調理器は，熱効率が高い。

(5)　強制対流式オーブンは，自然対流式オーブンよりも調理時間がかかる。

問題43　小麦粉のグルテン形成についての記述である。**正しいもの**を一つ選びなさい。

(1)　砂糖を添加すると，促進される。

(2)　油脂を添加すると，促進される。

(3)　食塩を添加すると，抑制される。

(4)　70℃以上の水の添加は，促進する。

(5)　加水後の適度な混ねつは，促進する。

問題44　減塩調理の工夫についての記述である。**誤っているもの**を一つ選びなさい。

(1)　だしのうま味を強めて調味する。

(2)　塩味の代わりに，食酢の酸味を利用する。

(3)　食卓でのしょうゆは，白しょうゆを使う。

(4)　しそなどの香りの強い野菜で，味にアクセントをつける。

(5)　揚げ物などは，油の風味で，塩味のものたりなさを補う。

問題45　食肉の調理についての記述である。**正しいもの**を一つ選びなさい。やや難

(1)　すき焼きの肉は，こんにゃくのカルシウムでかたくなる。

(2)　ひき肉には，もも・すねなどの結合組織の少ない肉を利用する。

(3)　食肉をマリネにすると，肉質がかたくなる。

(4)　ウェルダンのステーキの中心部の色は，淡赤色である。

(5)　肉を煮込む前に炒めることで，肉のエキス分が溶け出しやすくなる。

問題46　米の吸水についての記述である。**正しいもの**の組合せを一つ選びなさい。

a．しょうゆは，うるち米の吸水を妨げる。

b．もち米の吸水率は，うるち米の吸水率より低い。

c．うるち米の吸水率は，約2時間で平衡になる。

d．うるち米の吸水速度は，水温が低いほど速い。

(1)　aとb　　(2)　aとc　　(3)　bとc

(4)　bとd　　(5)　cとd

●令和3年度（第23回）

問題40　非加熱調理操作についての記述である。**正しいもの**を一つ選びなさい。やや難

(1)　食品の洗浄の際に，薄い洗剤溶液を使用することはない。

(2)　干しわかめの吸水率は，約5倍である。

(3)　あさりは，0.3％の食塩水に浸漬して砂出しする。

(4)　ごぼうは，薄い重曹水に浸漬してアクを抜く。

(5)　昆布の水だし法では，30〜60分間水に浸してだしをとる。

問題41　切砕および包丁についての記述である。**誤っているもの**を一つ選びなさい。

(1)　隠し包丁をすると，食材への火の通りや調味料の浸透を速めることができる。

(2)　面取りをすると，煮崩れを防ぐことができる。

(3)　肉の線維や野菜の繊維に平行に切ると，やわらかい口当たりとなる。

(4)　文化包丁は，刃先が鋭利で，野菜，肉や魚に使え，万能である。

(5)　ステンレス製の包丁は，錆びにくく，研ぎにくい。

問題42　揚げ物についての記述である。**正しいもの**を一つ選びなさい。

(1)　ポテトチップスは，約180℃の油でさっと揚げる。

(2)　油の比熱は，水の約2倍である。

(3)　揚げ物の伝熱は，主として油の対流による。

(4)　中国料理の油通しは，約180℃の高温の油にさっと通す。

(5)　パン粉揚げの吸油率は，素揚げに比べて少ない。

問題43　もち米の調理についての記述である。**誤っているもの**を一つ選びなさい。

(1)　もち米粉は，室温の水でこねる。

(2) もち米の吸水率は，うるち米より高い。

(3) こわ飯の仕上がり重量は，もち米重量の1.6〜1.9倍である。

(4) 蒸しこわ飯のかたさは，ふり水で調整できない。

(5) おいしい餅は，ペースト状の糊化したでんぷんともち米の微細な粒組織が，平均して混在している。

問題44 小麦粉の調理についての記述である。**正しいもの**を一つ選びなさい。

(1) 中華めんは，小麦粉のフラボノイド色素が酸性で黄色を呈する。

(2) 蒸しパンの膨化は，酵母の発酵によるものである。

(3) てんぷらの衣は，グルテン形成を促すために低温でつくる。

(4) 茶褐色のルーに加温した牛乳を加えたペーストの粘度は，白色ルーを用いた場合よりも低い。

(5) バッターとは，水分量の少ない流動性のある生地のことである。

問題45 豆類とその加工品の調理についての記述である。**誤っているもの**を一つ選びなさい。

(1) 大豆は，1％食塩水で浸漬・煮熟すると，やわらかくなる。

(2) 黒豆は，鉄鍋で煮ると，美しい黒色になる。

(3) 湯豆腐は，ゆで水に0.5〜1％の食塩を加えると，すだちが起きにくい。

(4) 揚げ豆腐は，豆腐を脱水して片栗粉をまぶして油で揚げたものである。

(5) 凍り豆腐は，沸騰水中で戻してから調味液で煮る。

問題46 砂糖添加による特性についての記述である。**誤っているもの**を一つ選びなさい。

(1) ジャムでは，微生物の生育を抑制する。

(2) 求肥では，でんぷんの老化を抑制する。

(3) きんとんでは，粘りやつやを付与する。

(4) バターケーキでは，油脂の酸化を促進する。

(5) ビスケットでは，きれいな焦げ色がつく。

●令和2年度 (第22回)

問題40 湿式加熱についての記述である。**正しいもの**を一つ選びなさい。

(1) たけのこのえぐ味を除去するために，重曹を入れてゆでる。

(2) 根菜類をゆでる時は，5倍量の水でゆでるとよい。

(3) 煮物の伝熱は，調味液の伝導による。

(4) 落し蓋を用いると，少ない煮汁でも調味料が全体

にゆきわたる。

(5) 含め煮の煮汁は，煮つけの煮汁より少ない。

問題41 炊飯についての記述である。**正しいもの**を一つ選びなさい。 やや難

(1) 炊飯の過程は，洗米，浸漬，加水そして加熱の順である。

(2) 炊飯の加水量は，米重量の1.2倍，米容量の1.5倍が標準である。

(3) 米の吸水速度は水温により異なるので，夏場は約30分，冬場は約60分浸漬する。

(4) 炊飯の加熱過程は，沸騰期，温度上昇期，蒸し煮期そして蒸らし期の順の4段階である。

(5) 洗米は，アクを取るために行う。

問題42 食事における減塩の工夫についての記述である。**誤っているもの**を一つ選びなさい。

(1) 新鮮な素材を使い，そのものの持ち味を大切にする。

(2) だしのうま味をきかせて調味する。

(3) 食卓での醤油は，淡口醤油を使う。

(4) 塩味の代わりにゆず，レモンや食酢の酸味を利用する。

(5) しょうがやしそなどの香味野菜，香辛料などで味にアクセントをつける。

問題43 卵白の泡立てについての記述である。**正しいもの**を一つ選びなさい。 やや難

(1) 卵白の温度が低いと，泡立ちやすい。

(2) 新鮮卵の卵白は，泡立ちにくい。

(3) 少量のレモン汁を加えると，泡立たなくなる。

(4) 砂糖を加えてから攪拌すると，泡立ちやすい。

(5) 卵白のみよりも，全卵の方が泡立ちやすい。

問題44 ゼラチンゲルについての記述である。**正しいものの組合せ**を一つ選びなさい。

a．夏場の室温に放置すると，ゲルは融解する。

b．果汁の酸性が強いほど，ゲルはかたくなる。

c．生のパパイヤを用いたゲルは，かたくなる。

d．砂糖を添加したゲルは，かたくなる。

(1) aとb (2) aとc (3) aとd

(4) bとc (5) cとd

問題45 小麦粉のグルテンについての記述である。**誤っているもの**を一つ選びなさい。

(1) グルテンは，小麦粉に含まれるグルテニンとグリアジンというたんぱく質からできている。

(2) 水を加えるとグルテニンはかたいゴムのように弾力性をもち，グリアジンは流動性と粘着性を生じる。

(3) 小麦粉に約50％の水を加えてこねると，弾力性のあるドウとなる。

(4) グルテンの形成には，たんぱく質が変性しない程度の高い水温が適している。

(5) 食塩はグルテンの網目構造を粗くし，生地のこしを弱くする。

問題46 豆類の調理についての記述である。**正しいもの**を一つ選びなさい。

(1) あんは，でんぷんの多い豆を用い，沸騰したらびっくり水を加えて煮えむらを防止する。

(2) 渋切りとは，豆に含まれる栄養成分を取り除く操作である。

(3) 乾燥豆の吸水速度は，すべての種類の豆で同じである。

(4) あんに80～90％の砂糖を加えて加熱したものを，「練りあん」という。

(5) 煮豆をそのままつぶしたものを，「こしあん」という。

●令和元年度 (第21回)

問題40 献立作成についての記述である。**誤っているもの**を一つ選びなさい。

(1) 食品群は，食品を栄養的役割によって分類したものである。

(2) 食品成分表の成分値は，食品100g当りの数値である。

(3) 食品構成表は，年齢別・性別の望ましい食品摂取量の目安が示されている。

(4) 廃棄率は，食品を購入する際の購入量の概算に利用できる。

(5) 主菜は副食の中心となる料理で，たんぱく質食品を主とする。

問題41 適切なホームフリージングについての記述である。**正しいものの組合せ**を一つ選びなさい。

a．豆腐は，冷凍しても解凍後に元の状態に戻る。

b．食肉は，密閉して金属板を使用し凍結させる。

c．冷凍ぎょうざは，室温で解凍する。

d．野菜類は，ブランチングして冷凍する。

(1) aとb　　(2) aとc　　(3) aとd

(4) bとc　　(5) bとd

問題42 もち米の調理についての記述である。**正しいもの**を一つ選びなさい。

(1) もち米粉は，熱湯でこねる。

(2) もち米の吸水率は，うるち米より低い。

(3) こわ飯の仕上がり重量は，もち米重量の2.2～2.4倍である。

(4) 蒸しこわ飯は，ふり水で硬さが調節できる。

(5) おいしいもちの組織は，全体が均一なペースト状である。

問題43 魚類の調理についての記述である。**誤っているもの**を一つ選びなさい。

(1) 白ワインは，魚臭を弱める。

(2) 味噌は，魚臭を弱める。

(3) レモンは，魚臭を強める。

(4) 食塩は，魚臭を弱める。

(5) しょうがは，魚臭を弱める。

問題44 食肉の軟化調理についての記述である。**誤っているもの**を一つ選びなさい。

(1) すね肉は，水中で長時間加熱するとやわらかくなる。

(2) すね肉は，ひき肉にするとやわらかくなる。

(3) 食肉は，パインアップル果汁に浸漬すると肉の線維がやわらかくなる。

(4) 食肉は，香味野菜と食酢に漬け込む（マリネ）と肉質がやわらかくなる。

(5) 食肉は，線維に平行に切ると歯でかみ切りやすくなる。

問題45 油脂を用いた調理についての記述である。**誤っているもの**を一つ選びなさい。 `やや難`

(1) ピラフは，米を油脂で炒めてから炊き上げる。

(2) ブール・マニエは，小麦粉とバターを混合してつくる。

(3) サンドイッチ用のパンにバターを塗るのは，油脂の疎水性を利用している。

(4) マドレーヌは，油脂のショートニング性を利用している。

(5) パウンドケーキは，油脂のクリーミング性を利用している。

問題46 介護食の調理についての記述である。**誤っているもの**を一つ選びなさい。 `やや難`

(1) とんかつは，薄切り肉を重ねた肉を使うとかみ切りやすくなる。

(2) ミキサー食は，ゼリー状にすると見た目がよくなる。

(3) 生野菜は，咀嚼機能を補うために細かく刻むと食べやすくなる。

(4) マッシュポテトは，マヨネーズを加えると食べやすくなる。

(5) にんじんは，加熱後に冷凍するとやわらかく食べやすくなる。

7 食品の流通・消費に関する科目

●令和5年度（第25回）

問題47 食料の安全・環境についての記述である。**誤っ**ているものを一つ選びなさい。
(1) カーボンフットプリントは，「CO_2の見える化」の例である。
(2) バーチャルウォーターの概念を初めて紹介したのは，イギリスの大学の研究者である。
(3) 過疎地域だけではなく，都市部においても買物難民が生じている。
(4) 日本では，牛肉だけにトレーサビリティの義務がある。
(5) フード・マイレージは，食料の輸送量×輸送距離で計算される。

問題48 フードマーケティングの基礎理論についての記述である。**誤っているものを一つ選びなさい。**`やや難`
(1) 4Pは，1960年代に提唱された考え方である。
(2) 4Cとは，顧客・買い手側視点の考え方である。
(3) プロダクト・アウトは，顧客が望むもの，売れるものをつくり提供する考え方である。
(4) プル戦略は，製造業者が消費者に直接，商品やサービスの魅力を訴える戦略である。
(5) 製品（商品）のライフサイクル理論は，売上げが4つの段階を経て変化するという理論である。

問題49 近年における野菜・果物の消費・流通についての記述である。**正しいものを一つ選びなさい。**
(1) 野菜類の流通は，現在でも半分以上は卸売市場を経由している。
(2) 果実類の流通は，7〜8割が卸売市場を経由している。
(3) リンゴのCA貯蔵は，甘さを増すための追熟を可能にする。
(4) 野菜の摂取量は，年齢別にみると60歳以上で非常に少なくなっている。
(5) 青果物の選果工程での「階級」とは，形や色などの外観的品質から区分（秀，優，良など）される。

問題50 3つ（内・外・中食）の食事形態についての記述である。**正しいものを一つ選びなさい。**
(1) 内食とは，外食店で調理されたものを家庭内で食する食事形態である。
(2) 外食とは，外食店内または外食店外で食する食事形態である。
(3) 中食は，イートイン商品などともいわれる。
(4) 外食の消費税率が10%に対し，中食は軽減税率が適用され5%である。
(5) 中食は，喫食の場所が購入者の任意に任されている。

問題51 食の外部化，食の外部化率についての記述である。**正しいものを一つ選びなさい。**
(1) 食事に関する家事を外食のみに置き換えることを食の外部化という。
(2) 食の外部化率は，外食支出÷食料支出で算出される。
(3) 食の外部化率は，1990年から2018年の間，40%を上回っている。
(4) 食の外部化率は，年齢が高まるにつれ高くなる傾向が見られる。
(5) 食の外部化をもたらした要因として，内食市場規模の拡大があげられる。

問題52 食料消費についての記述である。**正しいものを一つ選びなさい。**
(1) 米の消費の減少分は，パンの消費量の増加分で量として相殺できる。
(2) 畜産物の消費増加は，間接的に飼料輸入の増加をもたらしてきた。
(3) 米の消費の減少傾向の中で，弁当などの調理食品に含まれる米の消費も減少している。
(4) 牛乳・乳製品の中では，飲用牛乳の消費が大幅に減少している。
(5) 1人一日当たりの供給熱量は，1996年の2,670kcalをピークに近年までほぼ横ばい傾向である。

問題53 「卸売市場の4つの機能」である。**誤っているものを一つ選びなさい。**`難`
(1) 情報受発信機能
(2) 代金決済機能
(3) 価格形成機能
(4) 集荷（品揃え）・分荷機能
(5) 保管・配送機能

●令和4年度 (第24回)

問題47 我が国のトレーサビリティについての記述である。**正しいもの**の組合せを一つ選びなさい。
  a. 牛海綿状脳症発症を契機に，2003年に牛トレーサビリティ法がつくられた。
  b. 高病原性鳥インフルエンザ流行を契機に，2004年に鳥トレーサビリティ法がつくられた。
  c. 事故米不正転売を契機に，2009年に米トレーサビリティ法がつくられた。
  d. 豚コレラ発症を契機に，2018年に豚トレーサビリティ法がつくられた。
  (1) aとb   (2) aとc   (3) aとd
  (4) bとc   (5) cとd

問題48 食料消費と環境問題についての記述である。**誤っているもの**を一つ選びなさい。
  (1) リデュースとは，廃棄物の発生を抑制し省資源化を進めることである。
  (2) フード・マイレージは，輸入食料の輸送量に輸送距離を乗じたものである。
  (3) CFP (Carbon Footprint of Products) は，2006年にイギリスから始まった。
  (4) バーチャルウォーターとは，輸入国で対象の牛が直接飲んだ水の量を推定したものである。
  (5) 廃棄される食品は，飼料や肥料などに回った食品を含め，すべて食品ロスである。

問題49 近年の卸売市場についての記述である。**正しいもの**を一つ選びなさい。 難
  (1) 野菜類の流通は，6〜7割が卸売市場を経由している。
  (2) 鶏卵の流通は，農協などが生産者から集荷した後，卸売市場に出荷される。
  (3) 果実類の流通は，2〜3割が卸売市場を経由している。
  (4) 国内で水揚げされた漁獲物は，一般的に，出荷業者によって直接，消費地卸売市場に出荷される。
  (5) 卸売市場の取引は，依然として，セリや入札による取引の割合が高い。

問題50 マーケティングの理論についての記述である。**正しいもの**を一つ選びなさい。 やや難
  (1) 近年は，プッシュ戦略よりもプル戦略が優先される。
  (2) カスタマー・インサイトの目的は，インターネットで顧客のニーズや心理を探ることである。

  (3) PB (Private Brand) 商品は，主として食品製造業者が企画・開発した商品である。
  (4) ロジスティクスとは，物の流れに重点をおいた物流のことである。
  (5) マーケティングとは，20世紀初頭にアメリカで生まれた市場創造に関する考え方・技術である。

問題51 食品の流通についての記述である。**誤っているもの**を一つ選びなさい。
  (1) 総合商社は，近年，バリューチェーンを強化し，川下産業にも進出している。
  (2) 市場外流通は，卸売市場流通を補完する流通システムで，一定の存在意義がある。
  (3) 流通は，生産者と消費者を結びつける一連の活動である。
  (4) 産地直送は，6次産業化にもつながる流通システムである。
  (5) 大手スーパーマーケットでは，PB (Private Brand) 商品の開発や販売を充実させている。

問題52 中食の業態，惣菜の定義（日本惣菜協会）についての記述である。**誤っているもの**を一つ選びなさい。
  (1) 中食の業態は，「専門店・他」「百貨店」「総合スーパー」「食品スーパー」「コンビニエンスストア」の5つに分類される。
  (2) 料理品は，中食に分類される。
  (3) 移動販売による惣菜は，中食に含まれない。
  (4) 惣菜には，弁当，サンドイッチ，お好み焼き，たこ焼きが含まれる。
  (5) 精肉店は，中食の業態にも含まれる。

問題53 高齢化と少子化社会における食市場についての記述である。**誤っているもの**を一つ選びなさい。
  (1) 健康食品市場は，高齢者の健康維持・健康長寿への関心の高まりにともない拡大している。
  (2) 介護食品市場は，高齢者人口の増加を背景に拡大している。
  (3) ベビーフード（離乳食）市場は，働く女性の増加，少子化が進むなかで縮小しつつある。
  (4) 健康食品には，法律上の定義はない。
  (5) 食品宅配市場は，高齢者世帯の増加を背景に拡大している。

●令和3年度 (第23回)

問題47 我が国の食料自給率についての記述である。**正しいもの**を一つ選びなさい。 難

（1）　1960年度の供給熱量ベースの食料自給率は，79％である。

（2）　供給熱量ベースの食料自給率は，2000年度以降，70％前後で推移している。

（3）　生産額ベースの食料自給率は，2010年度以降，40％前後で推移している。

（4）　穀物自給率は，供給熱量ベースの食料自給率より，高い値である。

（5）　生産額ベースの食料自給率は，長期的にみて，増加傾向にある。

問題48　2013年度の食品循環資源についての記述である。正しいものを一つ選びなさい。 難

（1）　外食産業の再生利用等実施率は，45％である。

（2）　食品卸売業の再生利用等実施率は，25％である。

（3）　食品小売業の再生利用等実施率は，95％である。

（4）　食品製造業の再生利用等実施率は，58％である。

（5）　食品産業合計の再生利用等実施率は，85％である。

問題49　食品流通の安全確保についての記述である。正しいものを一つ選びなさい。

（1）　GAP（農業生産工程管理）は，good agricultural processの略である。

（2）　トレーサビリティは，食品の生産から消費までの移動を把握するものである。

（3）　日本産冷凍ホウレンソウは，2002年に使用基準を上回る残留農薬が検出され社会問題となった。

（4）　消費者庁は，容器包装された加工食品へのアレルギー表示を推奨している。

（5）　法令遵守のみが，企業の社会的責任である。

問題50　中食産業についての記述である。誤っているものを一つ選びなさい。

（1）　日本惣菜協会は，中食の業態を「専門店・他」，「百貨店」，「総合スーパー」，「食品スーパーマーケット」，「コンビニエンスストア」の5つに分類している。

（2）　中食には，外食産業におけるテイクアウトや宅配も含まれる。

（3）　日本フードサービス協会の「外食産業市場規模推計」では，料理品が中食に当たる。

（4）　「2015年版惣菜白書」では，2003～2013年の惣菜市場で最も高い伸びを示したのが百貨店である。

（5）　中食の市場規模は，外食産業の市場規模が既にピークを迎えているのに対し，拡大傾向にある。

問題51　食品問屋（卸売業者）についての記述である。誤っているものを一つ選びなさい。 やや難

（1）　食品問屋（卸売業者）は，取扱品目の違いにより，総合卸と専門卸に区分される。

（2）　食品問屋（卸売業者）は，取扱品目の仕向け先により，市販品卸と業務用卸に区分される。

（3）　二次卸とは，地方などできめ細かい流通経路を構築している小規模な卸売業者のことである。

（4）　近年，総合商社は，コンビニエンスストアなどの川下産業との取引関係を強化している。

（5）　リードタイム（発注から納品までの時間）は，EOSを導入することで短縮された。

問題52　食品の価格理論についての記述である。誤っているものを一つ選びなさい。

（1）　商品の需要量は，一般的に価格が上昇すると減少する。

（2）　均衡価格とは，需要量と供給量が調整され一致する点での価格をいう。

（3）　所得弾性値が正の値をとる商品は，正常財と呼ばれる。

（4）　劣等財とは，所得が増えることで需要が減少する商品をいう。

（5）　価格弾性値が1より小さい場合，弾力性が大きいあるいは弾力的であるという。

問題53　品目別食品消費の変化についての記述である。正しいものを一つ選びなさい。 やや難

（1）　米の消費量は，長期的に減少傾向にあるが，穀類全体では一貫して増加傾向となっている。

（2）　野菜の摂取量は，年齢別にみると60歳以上で非常に少なくなっている。

（3）　魚介類の摂取量は，年齢が高いほど少なくなる。

（4）　卵類の摂取量は，全年齢層で増加傾向にある。

（5）　魚介類の摂取量は，1990年代には肉類の摂取量を上回っていた。

●令和2年度（第22回）

問題47　食品産業の技術開発についての記述である。正しいものを一つ選びなさい。 やや難

（1）　個別包装技術の進歩は，食品の製品開発とは一線を画していた。

（2）　コールドチェーンは，2000年代から冷蔵・冷凍技術の進歩とともに整備されはじめた。

（3）　コールドチェーンが高度化する中で，2000年代からはチルド食品の流通が普及した。

（4）　フリーズドライ製法の開発は，インスタントコーヒーの普及に役立った。

(5)　異性化糖は，砂糖に比べ価格が高く，一部の高級菓子に使用されている。

問題48　加工食品についての記述である。**誤っているもの**を一つ選びなさい。やや難

(1)　2005年の飲食料の最終消費額における加工食品の支出割合は，50%を超えていた。

(2)　レトルト食品は，世界で初めて日本が技術開発した製品である。

(3)　家庭内食での加工食品の利用が増える一因は，調理時間の短縮である。

(4)　調理の手間の軽減というニーズは，レトルト食品の需要を大きく伸ばした。

(5)　冷凍食品の国内生産量は，2005年頃までに急速に増加した。

問題49　我が国のチェーンレストランについての記述である。**誤っているもの**を一つ選びなさい。

(1)　1970年を起点にチェーンレストランが次々に登場した。

(2)　1971年にマクドナルド第1号店がオープンした。

(3)　モータリーゼーションに支えられ，チェーンレストランは全国に広がった。

(4)　チェーン化実現のために，本部(本社)と店舗の機能の統合化が行われた。

(5)　標準化とシステム化を図るため，マニュアルが導入された。

問題50　我が国の中食産業についての記述である。**正しいもの**を一つ選びなさい。

(1)　中食産業の業態には，宅配専門店は含まれない。

(2)　日本惣菜協会では，お好み焼き，たこ焼きを惣菜として分類している。

(3)　中食産業の業種としては，ファストフード，ファミリーレストラン，カフェなどがある。

(4)　2003～2013年の惣菜の市場規模伸び率で最も高い伸びを示したのは，総合スーパーマーケットであった。

(5)　料理品小売業市場の規模は，1997～2014年では，微減となった。

問題51　主要食品の流通についての記述である。**正しいもの**を一つ選びなさい。難

(1)　菓子の国内生産量のうち，最も多いのはビスケットである。

(2)　味噌，醤油などの伝統的調味料の消費は減少している。

(3)　食品産業動態調査によると，漬物の国内生産量のうち，最も多いのは梅干しなどの塩漬類である。

(4)　豆腐の原料大豆にはたんぱく質含量が高いことが求められるため，ほぼ国産原料が用いられる。

(5)　鶏卵は，GPセンターで洗卵・格付けをした後卸売市場に出荷される。

問題52　製品のライフサイクルについての記述である。**正しいもの**を一つ選びなさい。

(1)　導入期には，生産設備を増強する。

(2)　成長期には，売上げがピークに達する。

(3)　成熟期には，価格競争が激しくなる。

(4)　衰退期には，商品の開発や既存商品の改良に力を入れる。

(5)　2000年代において，商品が発売後5年を超えて生き残る率は50%程度である。

問題53　食品廃棄物についての記述である。**正しいもの**を一つ選びなさい。

(1)　食品リサイクル法は，プラ・紙・PET・瓶・缶のリサイクルについて定められた。

(2)　食品循環資源の再生利用等実施率は，外食産業が最も高い。

(3)　食品廃棄物の年間発生量は，食品卸売業より食品小売業のほうが多い。

(4)　食品ロス率は，食品使用量÷廃棄重量で求められる。

(5)　食品廃棄物の飼料化を促進する活動を「スローフード運動」という。

●令和元年度 (第21回)

問題47　食品流通についての記述である。**正しいもの**を一つ選びなさい。やや難

(1)　食品の小売店は，「商業統計」では飲食料品小売業と呼称する。

(2)　流通は，生産者から小売業者まで商品を届ける役割を果たしている。

(3)　小売業の事業所数・従業者数は，卸売業に比べて格段に少ない。

(4)　卸売業は，商品の「品揃え」と「小分け」の機能を果たしている。

(5)　小売業は消費者の購買習慣により，「業種」と「業態」に分類できる。

問題48　近年の卸売市場についての記述である。**正しいもの**を一つ選びなさい。

(1) 市場外取引商品の取引価格は，主に小売業者と消費者との取引価格を参考にしている。

(2) 卸売市場法で規定されている中央卸売市場の卸売手数料は，全国一律である。

(3) セリ・入札取引の割合は，低下している。

(4) 荷受は，売買参加者とも呼ばれる。

(5) 業務用実需者は，売買参加権を持たなくてもセリなどの市場内取引に参加できる。

問題49　我が国の外食産業についての記述である。**誤っ**ているものを一つ選びなさい。

(1) 外食産業の市場規模は，1960年以降の日本の高度経済成長とともに拡大していった。

(2) チェーンレストランは，1965年を起点に次々に登場した。

(3) 米国大手のチェーン店が，第2次資本の自由化を機に我が国に進出した。

(4) 日本初のファミリーレストランは，「すかいらーく」である。

(5) 1970年は，「外食元年」と呼ばれている。

問題50　惣菜の定義・分類（日本惣菜協会）についての記述である。**誤っているもの**を一つ選びなさい。

(1) 食事としてそのまま食べられる状態に調理され，販売される。

(2) 家庭，職場，屋外などに持ち帰って，調理加熱することなく食べられる。

(3) 弁当，サンドイッチは，惣菜に含まれる。

(4) お好み焼き，たこ焼きは，惣菜には含まれない。

(5) 惣菜は，中食に含まれる。

問題51　酒類の流通についての記述である。**誤っているもの**を一つ選びなさい。 やや難

(1) 酒類は，酒税法で「アルコール分1度以上の飲料」

と規定されている。

(2) 酒類の国内総供給量（国産品＋輸入品）は，1990年代以降増加傾向である。

(3) 1990年代中頃まで，清酒とビールが酒類の需要増加を牽引してきた。

(4) 1990年代中頃以降は，焼酎，果実酒，リキュール，スピリッツなどに酒類の需要がシフトした。

(5) 一般家庭による酒類の購入先は，2014年ではスーパーマーケットからの購入が全体の半分を占める。

問題52　近年の食品ロスについての記述である。**正しいもの**を一つ選びなさい。

(1) 食品ロスの約半分は，食品製造業から発生している。

(2) 一般家庭の1人当り食品ロスは，年間で約1.5kgである。

(3) 食品ロス問題は，小売業における納品期限緩和の取組みには関係しない。

(4) 技術進歩や習慣の見直しにより，カップめんの賞味期限が2年から3年へ伸びた。

(5) 食品廃棄物のうち食品ロスの割合は，2010年度で29〜47％と推計される。

問題53　食料消費についての記述である。**正しいものの組合せ**を一つ選びなさい。 やや難

a．フード・マイレージの単位は，トンである。

b．バーチャルウォーターの概念を初めて紹介したのは，イギリスの大学の研究者である。

c．フード・マイルズ運動は，イタリアが起源である。

d．カーボンフットプリントによって，CO_2排出量が把握できる。

(1) aとb　　(2) aとc　　(3) aとd

(4) bとc　　(5) bとd

8 フードコーディネート論

問題54 プロトコル（外交儀礼上のルール）についての記述である。**正しいもの**を一つ選びなさい。
(1) 席次は，原則として主催者を基準にして左側が最上席である。
(2) プロトコルのルールや規則は，時代によって変わることはない。
(3) プロトコルの基本要件の一つに，地域慣習の尊重がある。
(4) 複合型のテーブルの設定は，自由な会食時に用いられる。
(5) 式典では，社会的序列への配慮をしない。

問題55 レストラン起業についての記述である。**正しいもの**を一つ選びなさい。
(1) 「FLコスト（food & labor cost）」は，売上げ高の60％以下に収めることが望ましい。
(2) 「客席数」は，標準として，店舗面積（坪数）×3で計算できる。
(3) 売上げに対する家賃（含む共益費）比率は，20％程度に抑えることが望ましい。
(4) 店舗工事費用は，年間売上げ高の3分の1以下に抑えることが望ましい。
(5) 売上げ高は，「客席数×客席回転率×客単価」で計算することができる。

問題56 動物性食品を使用しない日本料理様式はどれか。**正しいもの**を一つ選びなさい。
(1) 本膳料理
(2) 懐石料理
(3) 会席料理
(4) 精進料理
(5) 卓袱料理

問題57 イタリア料理と食文化についての記述である。**誤っているもの**を一つ選びなさい。
(1) オリーブオイルとハーブを多用する料理である。
(2) 前菜は，アンティパストという。
(3) プリモ・ピアットでは，パスタやリゾットなどが出される。
(4) フランス料理様式同様に，食事の最後にコーヒーが出される。
(5) スローフード運動は，アメリカで起こり，イタリアでも全土に広がった。

問題58 行事食についての記述である。**誤っているもの**を一つ選びなさい。
(1) 節分には，煎り大豆や恵方巻を食べる習慣がある。
(2) 上巳節供には，菱餅，雛あられ，桜餅を食べる習慣がある。
(3) 冬至には，かぼちゃを食べる習慣がある。
(4) 七五三には，おはぎを食べる習慣がある。
(5) 還暦には，赤飯など赤色の食物を食べる習慣がある。

問題59 HACCPにおける厨房エリアの汚染・非汚染作業区分としての組合せである。**正しいもの**を一つ選びなさい。
(1) 検品スペース —————— 非汚染作業区域
(2) 下処理スペース —————— 非汚染作業区域
(3) サービスステーション —— 汚染作業区域
(4) 洗浄スペース —————— 非汚染作業区域
(5) 下膳スペース —————— 汚染作業区域

問題60 食企画についての記述である。**誤っているもの**を一つ選びなさい。
(1) 「食企画のクライアント」は，宣伝方法やイベント等の考案，実行，調整を行う。
(2) コーディネーターには，実行に移すためのリーダーシップが求められる。
(3) コーディネーターは，6W3Hを把握し，企画に反映しなければならない。
(4) コーディネーターは，それぞれの分野の専門家に業務を委託することがある。
(5) コーディネーターには，食に関する幅広い知識が求められる。

問題54 食卓のコーディネートについての記述である。**正しいもの**を一つ選びなさい。 やや難
(1) 膳組みとは，日本料理の献立のことである。
(2) アンダークロスとは，ランチョンマットのことである。
(3) 位置皿左側にセッティングするフォークは3本を

超えては並べない。
(4) ナイフ・フォークレストは，フォーマルな場合にだけ使う。
(5) 中国料理では，装飾価値の高い食器を使うため，テーブルクロスを必ず使用する。

問題55 西洋料理のサービスとマナーについての記述である。**正しいもの**を一つ選びなさい。
(1) 料理は，右手側前からナイフを入れて，一口大に切りながら食べる。
(2) フィンガーボールで指先を洗った後，指先はナプキンでふく。
(3) ホスト側がテーブルの中心に座るのは，英米式着席スタイルである。
(4) 一般に，料理やスープ，飲み物を供するサービスは，すべて客の右側から行う。
(5) ブッフェスタイルでは，メインテーブルの料理の並べ方には，決まりはない。

問題56 レストラン起業における店舗選定についての記述である。**正しいもの**を一つ選びなさい。
(1) 居抜物件とは，店舗の造作物・設備等を取り払った状態の物件のことである。
(2) 礼金とは，入居時に物件の所有者に支払うもので，撤退時には返却される。
(3) 賃貸料は，地域，立地によって差があるが，同じビルであれば1階，2階の家賃は同じである。
(4) 管理費は，「共益費」ともいわれ，月額固定で支払う維持管理費用のことである。
(5) 保証金は，家賃の3か月，6か月など物件によりさまざまであるが，必ず設定されている費用である。

問題57 西洋料理様式についての記述である。**正しいもの**を一つ選びなさい。**難**
(1) 世界の公式行事の正餐（ディナー）は，イタリア料理様式のメニューが用いられる。
(2) フランス式朝食は，パンとコーヒーだけの簡素な内容である。
(3) フランス料理のクリーム状のスープのことを，ポタージュクレールという。
(4) イタリア料理では，セコンド・ピアットとしてパスタ，リゾットなどが出される。
(5) イタリア料理では，前菜のことをオードブルという。

問題58 エスニック料理についての記述である。**正しいもの**を一つ選びなさい。

(1) 韓国料理の代表的なものに，生春巻がある。
(2) タイ料理の代表的なものに，タンドリーチキンがある。
(3) ベトナム料理は，ごま油を多用する。
(4) インド料理は，ナンプラー，レモングラス，ライム，とうがらしなどを多用する。
(5) インドネシア料理の代表的なものに，ナシゴレンがある。

問題59 食物を提供するための食空間のレイアウトについての記述である。**誤っているもの**を一つ選びなさい。
やや難
(1) 食空間は，人間・食・空間の3要素から成り立つ。
(2) 宅配食では，配送用の駐車スペースを配置する。
(3) 1人が荷物を持って通るには，80cmほどのスペースが必要である。
(4) 消防法では，客席面積による通路の幅が規制されている。
(5) 人の大きさと人の動きから決まる寸法のことを，モジュールという。

問題60 メニュー方式とメニューの種類についての記述である。**正しいもの**を一つ選びなさい。
(1) ア・ラ・カルトとは，料理長おまかせコースのことである。
(2) プリフィクスとは，料理内容がすべて決められている。
(3) メニューの記述方法には，複数ページを持つメニューカードがある。
(4) グランドメニューは，定番メニューのことである。
(5) 営業時間によって変わるメニューを，フェアメニューという。

● 令和3年度 (第23回)

問題54 食卓のマナーについての記述である。**正しいもの**を一つ選びなさい。
(1) ディナーの着席は，椅子の右側から入る。
(2) 中国料理の大皿盛りのスタイルでは，食器はすべてテーブルに置いたまま食べる。
(3) ナプキンは，中座する際，食卓の上に置く。
(4) ワインのサービスは，グラスを右手で持ち上げて受ける。
(5) 会席料理では，右側にある器の蓋は右側に置く。

問題55 パーティについての記述である。**正しいもの**を一つ選びなさい。

(1) パーティは，目的や種類によりサービス，マナーに格付けがある。

(2) アフタヌーンパーティは，ワインをメインに会話を楽しむ。

(3) ディナーパーティは，カジュアルな着席スタイルで行う。

(4) ブッフェ形式は，料理がコースに従ってウエイターから一品ずつ供される。

(5) カクテルパーティは，22時以降に開催する。

問題56 レストラン起業についての記述である。**正しいものの組合せ**を一つ選びなさい。

a. 「業態を決める」とは，主力商品の販売・運営方法を決めることである。

b. フランチャイズシステムにおいて「フランチャイジー」とは，「本部」のことを指す。

c. 店舗選定での「居抜物件」とは，厨房設備や内装などの造作が残されていない物件のことである。

d. 物件契約時に支払う「礼金」は，入居時，物件の所有者に支払う費用のことである。

(1) aとc (2) aとd (3) bとc
(4) bとd (5) cとd

問題57 ユニバーサルなメニュー方式とメニューの種類についての記述である。**正しいもの**を一つ選びなさい。

(1) ア・ラ・カルトとは，コースの一部が選択できる方式のことである。

(2) プリフィクスとは，単品を選択していく方式である。

(3) グランドメニューには，季節限定や個数限定のメニューが含まれる。

(4) フェアメニューは，定番メニューのことである。

(5) メニューは，営業時間帯により呼び名が変わる。

問題58 行事と行事食についての組合せである。**誤っているもの**を一つ選びなさい。

(1) 端午節供 ―― 粽，柏餅
(2) 上巳節供 ―― 菱餅，雛あられ
(3) 正月元旦 ―― 雑煮
(4) 七夕 ―――― 蕎麦
(5) 重陽節供 ―― 菊酒，菊花

問題59 外国の料理についての記述である。**正しいものの組合せ**を一つ選びなさい。

a. フランス料理は，パスタ，魚，トマトやオリーブを多用し，家庭的な料理が多い。

b. イタリア料理は，西洋料理を代表するもので，各

国の正餐に用いられている。

c. イギリス料理は，ローストビーフに代表されるように，調理法や調味が素朴な料理が多い。

d. アメリカ料理は，各国の料理が混じりあった手の込んでいないボリューム感のある料理が多い。

(1) aとb (2) aとc (3) aとd
(4) bとc (5) cとd

問題60 食空間の設備についての記述である。**誤っているもの**を一つ選びなさい。

(1) 換気設備には，自然換気と機械換気の主に2つの方式がある。

(2) 設備計画では，防災・防犯への対策も必要である。

(3) 厨房機器IT化により，在庫管理等食材の可視化が難しくなった。

(4) 厨房には，ガス漏れ警報器の設置が義務づけられている。

(5) 食空間にとって，音も重要な要素である。

●令和2年度（第22回）

問題54 日本の食事の歴史についての記述である。**誤っているもの**を一つ選びなさい。 難

(1) 江戸時代に，煎茶を飲む習慣が民間へ広がった。

(2) 明治時代に，文明開化により西洋料理とともに肉食が普及した。

(3) 昭和時代に，食事様式が変化しちゃぶ台が普及した。

(4) 第二次世界大戦敗戦直後，米国のガリオア資金の援助で学校給食が行われた。

(5) 高度経済成長後，穀類の摂取量が減少し，魚，肉，牛乳，卵の摂取量が増え，飽食へと変化した。

問題55 外国の料理についての記述である。**誤っているもの**を一つ選びなさい。

(1) 中国料理は油を使う加熱料理が多く，数少ない器具で合理的に調理する特徴がある。

(2) フランス料理は，西洋料理を代表し，各国の正餐になっている。

(3) スペイン料理は，魚，豆，にんにく，オリーブ油が多用されている。

(4) 韓国料理は，魚醤のナンプラー，レモングラス，ライム，ウイキョウが多用されている。

(5) インド料理の代表的なものは「カレー」であり，多くの家庭に香味野菜や香辛料をすり合わせる器具がある。

問題56 食空間のコーディネートについての記述である。**誤っているもの**を一つ選びなさい。
(1) コーディネートでは，コンセプトを具現化することがポイントとなる。
(2) 誰でも使いやすいデザインのことを，バリアフリーという。
(3) 食空間は，人間・時間・空間の3要素から成り立つ。
(4) 店舗レイアウトでは，客の動線とオペレーション動線の効率性を考慮する。
(5) 店舗のスペースや条件によって，モジュールは変化する。

問題57 西洋料理のテーブルセッティングについての記述である。**正しいもの**を一つ選びなさい。 やや難
(1) ディナーテーブルセッティングは，フランス式で行う。
(2) カジュアルなティースタイルの場合，テーブルにクロスはかけない。
(3) 位置皿を中心にナイフは左側，フォークは右側にそれぞれ使う順に外側から配置する。
(4) ティーパーティでは，銀器は使わない。
(5) スタンディングブッフェの場合，ナイフは配置しなくてもよい。

問題58 キッチンのコーディネートについての記述である。**誤っているもの**を一つ選びなさい。
(1) クローズドキッチンは，厨房と客席に仕切りがないため空間が開放的にみえる。
(2) 流しや調理台などが一列に並んでいるキッチンのレイアウトは，Ⅰ型である。
(3) 厨房の衛生管理には，HACCPを取り入れる。
(4) 厨房のレイアウトをする場合，サービス形態やメニューなども検討する。
(5) 新調理法や厨房機器の進化により，省スペースや人員の削減が可能である。

問題59 フードサービスの起業についての記述である。**正しいもの**を一つ選びなさい。 やや難
(1) 居抜物件は，造作や設備を新しくつくる必要がある。
(2) 家賃（含む共益費）は，売上げに対して，20〜30％程度が望ましい。
(3) 直接経費とは，水道光熱費，消耗品費などをいう。
(4) 営業利益は，売上げ高から売上げ原価を引いた利益のことである。
(5) 現場で働く人の人件費は，「販売費および一般管理費」に含まれる。

問題60 下記飲食店の月間（営業25日間）売上げ高を計算し，**正しいもの**を一つ選びなさい。

＊客席数：30席

	満席率	回転率	客単価
ディナー	60％	1.0	￥4,000

(1) 108万円　　(2) 144万円　　(3) 180万円
(4) 270万円　　(5) 432万円

● 令和元年度 (第21回)

問題54 おいしさとフードコーディネートについての記述である。**誤っているもの**を一つ選びなさい。
(1) おいしさを決定する要因には，その食物を食べた記憶などが関与する。
(2) 食べる人の健康状態が，おいしさに影響することはない。
(3) 心のこもったもてなしには，ホスピタリティとアメニティが不可欠である。
(4) ホスピタリティは，経済的な合理性よりも心情を大切にする。
(5) アメニティは，一般的に快適さ，美しさ，喜ばしさなどの意味である。

問題55 食企画についての記述である。**誤っているもの**を一つ選びなさい。
(1) 食企画において，6W3Hを念頭において考えるようにする。
(2) コーディネーターの基礎スキルには，コミュニケーション力や情報整理力などが含まれる。
(3) ヒアリングシートにクライアントとの対話情報や，収集した情報を整理しておく。
(4) 食企画のコーディネーターのことを，クライアントという。
(5) 食材の販売促進のため，店頭においてのレシピ配付がある。

問題56 特別な日の食事についての記述である。**正しいもの**を一つ選びなさい。
(1) 七五三には，甘茶を点てる習慣がある。
(2) 還暦には，千歳飴を食べる習慣がある。
(3) 冬至には，うなぎを食べる習慣がある。
(4) 上巳節句には，おはぎを食べる習慣がある。
(5) 十五夜には，団子を食べる習慣がある。

問題57　中国料理の代表的な料理についての記述である。**正しいものを一つ選びなさい。**

(1)　上海料理は，宮廷料理の影響を強く受けている。

(2)　広東料理は，山椒や唐辛子を多用する香辛料を用いる特徴がある。

(3)　四川料理は，食材の種類が豊富であり，魚やかにを多用する特徴がある。

(4)　麻婆豆腐は，四川料理の代表的な料理である。

(5)　酸辣湯は，北京料理の代表的な料理である。

問題58　メニュー開発の条件についての記述である。**誤っているものを一つ選びなさい。**

(1)　「ア・ラ・カルト」とは，定食の一部が選択方式になっているメニューのことである。

(2)　「デギュスタシオン」とは，料理長のおまかせコースのことである。

(3)　「メニューブック」は，複数ページにわたるメニューの形式である。

(4)　定番のメニューは，「グランドメニュー」ともいう。

(5)　嗜好度も喫食頻度も高い料理は，「選好度が高い」という。

問題59　フードサービス経営についての記述である。**誤っているものを一つ選びなさい。**

(1)　フードサービス業や小売業は立地産業といわれている。

(2)　接客用語として，「○○円からお預かりします」は誤った言いまわしである。

(3)　フードサービスビジネスは，比較的起業は難しいが，経営の継続は容易である。

(4)　顧客コンセプトの作成は，起業時に行うコンセプト作成作業の一つである。

(5)　商圏とは，商い（ビジネス）の対象となる地理的な範囲のことをいう。

問題60　FLコストについての記述である。A，B，Cに適する語句の**正しいものの組合せを一つ選びなさい。**

FLコストとは，（　A　）と（　B　）を合計した金額のことで，フードサービス経営では，FLコストを売上げ高の（　C　）％以下に収めることが望ましい。

	A	B	C
(1)	fortune（財産費）	lawyer（弁護士費）	50％
(2)	food（原材料費）	labor（労務費）	60％
(3)	flour（小麦粉費）	laundry（洗濯費）	60％
(4)	fortune（財産費）	loss（損失費）	30％
(5)	fusion（融合費）	light（照明費）	50％

令和5年度・令和4年度
専門フードスペシャリスト資格認定試験

問　題

　平成26年度より，従来の「フードスペシャリスト資格認定試験」に加え，「専門フードスペシャリスト（食品開発）資格認定試験」および「専門フードスペシャリスト（食品流通・サービス）資格認定試験」が実施されています。

　本書では，2つの専門資格認定試験の問題を共通問題と専門選択問題に分け，年度別に掲載しています。

　なお，専門フードスペシャリスト資格認定試験の出題科目，出題数，試験時間は下表のとおりです。

区分	出 題 科 目	出 題 数			
		食品開発部門	食品流通・サービス部門	小計	合計
共通問題	フードスペシャリスト論	6問（問題1〜6）		30問	60問
	食品の官能評価・鑑別論	9問（問題7〜15）			
	食品の安全性に関する科目	8問（問題16〜23）			
	栄養と健康に関する科目	7問（問題24〜30）			
専門選択問題	食物学に関する科目	25問（問題31〜55）	——	30問	
	調理学に関する科目	5問（問題56〜60）	10問（問題31〜40）		
	食品の流通・消費に関する科目	——	10問（問題41〜50）		
	フードコーディネート論	——	10問（問題51〜60）		
試 験 時 間		80分（1時間20分）			

令和5年度（第10回）
共通問題（食品開発部門，食品流通・サービス部門）

フードスペシャリスト論

問題1 世界各地の食事情についての記述である。**誤っ
ているもの**を一つ選びなさい。
(1) ヨーロッパの食体系は，寒冷乾燥気候に適した
「小麦＋乳・乳加工品＋肉」である。
(2) 中南米は，多くの食材の原産地であり，紀元前よ
り豊かな食生活を営んでいた。
(3) 中東（西アジア）地域の食事は，畜肉と乳製品，ス
パイスを多用するが，穀類はあまり食べない。
(4) 東南アジアは，中国の食文化の影響が大きいが，
ココナッツミルクとハーブの利用が特徴である。
(5) 西アフリカ地域は，アジアと並ぶ米の原産地であ
り，米を主食としている地域もある。

問題2 日本の郷土料理とつくられている都道府県の組
合せである。**正しいもの**を一つ選びなさい。
(1) きりたんぽ ——— 岩手県
(2) 石狩鍋 ———— 北海道
(3) 三輪そうめん —— 香川県
(4) ふな寿司 ———— 熊本県
(5) 京漬物 ———— 東京都

問題3 カロリーベースの食料自給率についての記述で
ある。**正しいもの**を一つ選びなさい。
(1) 日本では，米の自給率よりも小麦の自給率のほう
が高い。
(2) 日本の自給率は，35％を割っている。
(3) 日本のカロリーベースの自給率は，生産額ベース
の自給率よりも低い。
(4) 都道府県別の自給率は，米産地の新潟県が最も
高い。
(5) ドイツは，農業大国であり自給率は100％を超え
ている。

問題4 食品の加工と付加価値についての記述である。
誤っているものを一つ選びなさい。
(1) 美味性の例としては，菓子類や清涼飲料があげら
れる。
(2) 利便性の例としては，精米，製糖，製油があげら

れる。
(3) 変形性の例としては，味噌や醤油などの発酵食品
があげられる。
(4) 栄養性の例としては，保健機能食品があげられる。
(5) 簡便性の例としては，乾物類や塩蔵品があげら
れる。

問題5 食品表示についての記述である。**誤っているも
の**を一つ選びなさい。
(1) アレルギー表示における特定原材料は，えび，か
に，くるみ，小麦，そば，卵，乳，落花生の8品目
である。
(2) 高オレイン酸遺伝子組換え大豆を原材料とした大
豆油は，「大豆（高オレイン酸遺伝子組換え）」等と
表示しなければならない。
(3) 冷凍した水産物を解凍して販売する場合は，「冷
凍品」と表示しなければならない。
(4) 栄養成分表示が義務付けられているのは，熱量，
たんぱく質，脂質，炭水化物，ナトリウムである。
(5) 食品添加物の原材料名表示は，食品の原材料と明
確に区別し，添加物に占める重量割合の高い順に表
示する。

問題6 食情報と消費者保護についての記述である。**誤っ
ているもの**を一つ選びなさい。
(1) 食品偽装が生じる原因の一つとして，消費者が鮮
度，国産，有名ブランド，無添加などを過度に重視
することがある。
(2) 食品や栄養素の健康や病気へ与える影響を過大に
評価することを，フードファディズムという。
(3) 食品の生産から最終消費までの経路情報を記録し
たトレーサビリティシステムは，問題が生じた場合
の原因究明に役立つ。
(4) 消費者基本法では，消費者の権利の尊重に加え
て，自ら情報を収集するなど消費者の自立も求めて
いる。
(5) 食品安全委員会は，科学的知見にもとづき客観的
かつ公平にリスク評価を行う厚生労働省に所属する
機関である。

食品の官能評価・鑑別論

問題7　官能評価についての記述である。**正しいもの**を一つ選びなさい。
(1)　嗜好型パネルは，五感の感度が鋭敏であることが要求される。
(2)　試料の提示順は，パネリスト全員に同じ順番で実施する。
(3)　用いる容器は無地が望ましく，パネリスト全員に同じ容器で提供する。
(4)　官能評価は少量の摂取量であるため，パネリストの空腹・満腹は影響しない。
(5)　官能評価は人による評価であるため，再現性を高める配慮は必要としない。

問題8　官能評価の手法についての記述である。**誤っているもの**を一つ選びなさい。
(1)　パネルの能力は，客観的順位の明らかな試料を用いた識別テストで判定することができる。
(2)　パネルの判断のずれは，スピアマンの順位相関係数を用い，判定することができる。
(3)　好みの一致度は，ケンドールの一致性の係数で計算できる。
(4)　2点識別試験法と3点識別試験法は，どちらも2種の試料を識別する試験法である。
(5)　SD法は，試料の特性を評点で評価する方法である。

問題9　分散系の分類と食品についての組合せである。**正しいもの**を一つ選びなさい。
(1)　ゾル ———————————— 水ようかん
(2)　W/O型エマルション ——— 牛乳
(3)　熱可逆性ゲル ——————— こんにゃく
(4)　サスペンション ————— 味噌汁
(5)　固体泡 ———————————— ホイップクリーム

問題10　甘味料についての記述である。**正しいもの**を一つ選びなさい。
(1)　甜菜糖（テンサイトウ）の原料は，サトウキビである。
(2)　和三盆糖の原料は，サトウダイコンである。
(3)　メープルシュガーの原料は，サトウカエデである。
(4)　ヤシ糖の原料は，リュウゼツランである。
(5)　異性化糖の原料は，米である。

問題11　果実・野菜の低温障害の発生温度と症状の組合せである。**誤っているもの**を一つ選びなさい。
(1)　キュウリ ——— 7〜8℃ ——— ピッティング
(2)　サトイモ ——— 3〜5℃ ——— 内部変色
(3)　バナナ ———— 12〜14.5℃ —— 果皮褐変
(4)　サツマイモ —— 15〜16℃ —— ピッティング
(5)　ピーマン ———— 6〜8℃ ——— ピッティング

問題12　牛肉の枝肉の格付けについての記述である。**正しいもの**を一つ選びなさい。
(1)　枝肉の格付けは，もも肉断面において評価する。
(2)　歩留まりは，屠体重，胸最長筋面積，皮下脂肪などから計算する。
(3)　肉質は，脂肪交雑のみから判断し，等級をつける。
(4)　脂肪交雑等級1とは，脂肪交雑が多く，きれいに入っている肉である。
(5)　枝肉の種類別格付けの分布は，和牛の肉質等級5が最も多い。

問題13　乳と乳製品についての記述である。**誤っているもの**を一つ選びなさい。
(1)　成分調整牛乳は，乳成分の一部を除いた飲用乳である。
(2)　ゴルゴンゾーラチーズは，白カビを表面に生やした軟質チーズである。
(3)　バターは，油中水滴型のエマルションである。
(4)　発酵乳は，牛乳や脱脂乳に乳酸菌や酵母を添加し発酵させたものである。
(5)　オーバーランは，アイスクリームへの空気の混合割合をいう。

問題14　油脂についての記述である。**正しいもの**を一つ選びなさい。
(1)　ナタネ油は，ドコサヘキサエン酸を多く含んでいる。
(2)　パーム油の飽和脂肪酸割合は，オリーブ油より高い。
(3)　アマニ油のヨウ素価は，落花生油のヨウ素価より小さい。
(4)　白絞油（しらしめゆ）は，サラダ油をウィンタリング処理して製造される。
(5)　ファットスプレッドの油脂含量は，マーガリンより多い。

問題15　菓子類についての記述である。**誤っているもの**を一つ選びなさい。

(1) かりんとうは，保存中の油脂の酸化変敗に注意が必要である。

(2) 半生菓子（水分10％以上30％以内）は，定められた方法で保存し賞味期限を表示する。

(3) 油脂を使用したスナック菓子は，酸価1.0以下を守らなければならない。

(4) う歯予防効果のあるチューインガムは，糖アルコールを用いているものが多い。

(5) 米菓のせんべいは，うるち米を原料としている。

食品の安全性に関する科目

問題16 微生物とそれによって起こる食中毒についての記述である。**誤っている**ものを一つ選びなさい。

(1) サルモネラ属菌による食中毒は，鶏卵を原因とするものが多い。

(2) 黄色ブドウ球菌による食中毒は，発症するまでの潜伏時間が長い。

(3) 腸炎ビブリオは，食塩存在下で発育する。

(4) 牛レバーの生食は，禁止されている。

(5) 蜂蜜は，乳児には与えてはいけない。

問題17 水道水についての記述である。**誤っている**ものを一つ選びなさい。

(1) 塩素消毒は，不可欠である。

(2) 遊離残留塩素は，塩素消毒すると生成する。

(3) 結合残留塩素は，アンモニアやアミノ酸が含まれていると生成する。

(4) カルキ臭の原因は，クロラミンである。

(5) 結合残留塩素は，殺菌力がない。

問題18 ウエルシュ菌とその食中毒についての記述である。**正しい**ものを一つ選びなさい。

(1) 潜伏期間は，3～4日間である。

(2) 100個以下の少量の菌数で，食中毒を起こす。

(3) 好気性菌である。

(4) 芽胞を形成する。

(5) 通常の加熱調理で，死滅する。

問題19 食品の安全管理についての記述である。**正しい**ものを一つ選びなさい。

(1) 1947（昭和22）年に，食品安全基本法が成立した。

(2) ハザードの特定は，リスク管理で行う。

(3) 食品安全委員会は，リスク管理を行う。

(4) 厚生労働省は，リスク評価を行う。

(5) リスクコミュニケーションには，消費者も参加する。

問題20 腸管出血性大腸菌による食中毒についての記述である。**誤っている**ものを一つ選びなさい。

(1) 三類感染症に位置づけられている。

(2) ベロ毒素を産生する。

(3) 主な症状は，激しい腹痛と下痢である。

(4) ギラン・バレー症候群に移行することがある。

(5) 100個程度の感染で発症する。

問題21 食品の安全性の確保についての記述である。**正しい**ものを一つ選びなさい。

(1) 食肉の保存温度は，0～2℃が最も適温である。

(2) 白身魚は，赤身魚よりも微生物に汚染されやすい。

(3) 青果物の鮮度を保持するためには，室温より高温での保存がよい。

(4) 鶏卵の保管は，室温がよい。

(5) 無菌包装米飯は，3年間の常温保存が可能である。

問題22 遺伝子組換え食品と飼料についての記述である。**正しい**ものを一つ選びなさい。

(1) 種を超えて組換えた作物は，飼料以外に用いてはならない。

(2) 遺伝子組換え微生物が産生した食品添加物は，存在しない。

(3) 安全を確保するために，作物の開発，栽培，食品，飼料について評価基準がある。

(4) 分別生産流通管理された遺伝子組換え作物の表示は，任意表示である。

(5) 主な原材料とは，全原材料に占める重量の割合が10％以上のものである。

問題23 環境汚染についての記述である。**正しい**ものを一つ選びなさい。

(1) ポリ塩化ビフェニルは，製造中止により食品への汚染がなくなった。

(2) 日本人のダイオキシン類の摂取は，その9割が穀物類からである。

(3) 内部被ばくとは，放射性物質の影響が皮膚を透過して体内に及ぶことである。

(4) プラスチックに添加されている可塑剤は，食品を汚染しない。

(5) ポリ塩化ビニリデンは，300℃以下の焼却時にダイオキシン類を発生しやすい。

栄養と健康に関する科目

問題24 「健康づくりのための睡眠指針2014」についての記述である。**誤っているもの**を一つ選びなさい。

(1) 指針の視点は，心とからだの健康づくりに資する睡眠を目指すものとして策定されている。

(2) 保健指導の観点から，ライフステージ・ライフサイクル別に示すなどの配慮がされている。

(3) 良い睡眠のためには，寝つきや睡眠の深さに影響する環境づくりへの配慮も盛り込まれている。

(4) 「朝は自然に目が覚めるよう，就寝時刻は遅らせない。」の指針では，スムーズな入眠を目指している。

(5) 「適度な運動，しっかり朝食，ねむりとめざめのメリハリを。」の指針では，良い睡眠を目指している。

問題25 栄養と健康についての記述である。**正しいもの**を一つ選びなさい。

(1) 学童期の肥満は，二次性肥満が多い。

(2) 推奨量は，集団の97〜98％の人が目安量を満たす量である。

(3) たんぱく質の過剰摂取は，尿素の分解量が増えるため，腎臓に負担を与える。

(4) ビタミンDは，小腸粘膜で水酸化を受けて活性型となる。

(5) ビタミンB$_1$は，ビタミンB$_2$とともに，エネルギーの生産に不可欠である。

問題26 栄養と健康についての記述である。**正しいもの**を一つ選びなさい。

(1) アディポネクチンは，インスリン抵抗性を上昇させる生理活性物質である。

(2) フレイルは，低栄養とサルコペニアがその中核を占める。

(3) 高齢期では，舌の味蕾数が減少して味覚の閾値が下がる。

(4) ヘモグロビンA1cは，ヘモグロビンにスクロースが結合したものである。

(5) 食事摂取基準において，高齢者は65〜79歳と80歳以上の2区分としている。

問題27 エネルギー消費についての記述である。**正しいもの**を一つ選びなさい。

(1) 基礎代謝量は，座位で測定する。

(2) 安静時代謝量は，基礎代謝量の約1.2倍とみなされ

ている。

(3) 基礎代謝量は，気温が低いと低下し，高いと上昇する。

(4) 18〜29歳の日本人女子の平均的な基礎代謝量は，840kcal/日である。

(5) 体重あたりの基礎代謝量は，体脂肪率に比例する。

問題28 酵素についての記述である。**正しいもの**を一つ選びなさい。

(1) ヒトの生命活動における同化反応では，エネルギーが放出される。

(2) 除去付加酵素（リアーゼ）は，基質に水を付加して分解する酵素である。

(3) 水溶性のビタミン（B$_1$，B$_2$，ナイアシン，B$_6$，B$_{12}$など）は，酵素の機能を補助する因子という意味で補因子と呼ばれる。

(4) アロステリック因子は，酵素の活性部位に結合することで酵素活性を調節する。

(5) 特定の酵素活性の制御には，リン酸化修飾や脱リン酸化反応が関わる。

問題29 日本におけるメタボリックシンドロームの診断基準についての記述である。**正しいもの**を一つ選びなさい。

(1) 男性のウエスト周囲径診断基準は，100cm以上である。

(2) 女性のウエスト周囲径診断基準は，70cm以上である。

(3) 収縮期（最大）血圧の診断基準は，180mmHg以上である。

(4) 高トリグリセリド血症の診断基準は，200mg/dL以上である。

(5) 空腹時血糖値の診断基準は，110mg/dL以上である。

問題30 糖尿病の発症および重症化予防とエネルギー・栄養素との関係についての記述である。**正しいもの**を一つ選びなさい。

(1) 炭水化物の摂取量は，50g/日以上を目安量とする。

(2) 食物繊維を5g/日以上摂取することを推奨している。

(3) たんぱく質エネルギー比は，50％以下とすることを目安としている。

(4) 脂質エネルギー比は，35〜40％とすることを目安としている。

(5) 肥満を呈する者は，エネルギーを制限して肥満を改善する。

令和5年度（第10回）
専門選択問題（食品開発部門）

食物学に関する科目

問題31　日本食品標準成分表2020年版（八訂）についての記述である。**誤っているもの**を一つ選びなさい。
- (1)　AOAC.2011.25法による食物繊維総量には，「低分子量水溶性食物繊維」が含まれている。
- (2)　エネルギー産生成分としてエネルギー換算係数が公開されている有機酸には，酢酸，乳酸，クエン酸，リンゴ酸などがある。
- (3)　一日の摂取量が概ね100mg以上の無機質は，ナトリウム，カリウム，カルシウム，マグネシウムおよび鉄である。
- (4)　レチノール活性当量は，レチノール量にβ-カロテン当量の12分の1を加算したものである。
- (5)　ナイアシン当量は，ナイアシン量にトリプトファンの60分の1量を加算したものである。

問題32　水分活性についての記述である。**誤っているもの**を一つ選びなさい。
- (1)　水溶液中の水分子は，溶質に束縛されているため，水溶液は純水よりも水分活性が高い。
- (2)　非酵素的褐変反応は，水分活性が0.7〜0.8程度の時に最も反応しやすい。
- (3)　水分活性が0.65〜0.85の食品は，そのまま食べることができ，冷蔵の必要もなく，長期間保存ができる。
- (4)　水分活性が0.60以下では，すべての微生物の生育が阻止される。
- (5)　脂質は，水分活性が0.30以下になると酸素や光によって酸化されやすくなる。

問題33　多糖類についての記述である。**正しいもの**を一つ選びなさい。
- (1)　ナタデココは，酢酸菌の生産する特異な物性のでんぷんである。
- (2)　デキストランは，乳酸菌がショ糖を発酵してつくられる。
- (3)　アルギン酸は，緑藻類が生産し，Na^+イオンと反応してゲル化する。
- (4)　カラゲナンは，褐藻類のモズクが生産し，不透明

なゲルを形成する。
- (5)　フコイダンは，L-ガラクトースを主体とする多糖類で，紅藻類に多い。

問題34　脂肪酸と油脂についての記述である。**正しいもの**を一つ選びなさい。
- (1)　脂肪酸組成が同じ固形油脂は，トリアシルグリセロール分子種の組成も同じとなり，性質も同一である。
- (2)　中鎖脂肪酸は，すぐにエネルギー源として利用されるため，摂取しても脂肪として蓄積されにくいといわれる。
- (3)　エマルションには，水中油滴型と油中水滴型があるが，親油性の強い乳化剤では水中油滴型となる。
- (4)　油脂に水素を付加させると硬化油ができ，シス型脂肪酸が増加する。
- (5)　エステル交換により脂肪酸組成の変換ができる。

問題35　食品加工に用いられる酵素についての記述である。**誤っているもの**を一つ選びなさい。
- (1)　麦芽糖の製造には，β-アミラーゼが利用される。
- (2)　転化糖の製造には，インベルターゼが利用される。
- (3)　温州ミカン缶詰の白濁防止には，ヘスペリジナーゼが利用される。
- (4)　夏ミカン果汁の苦味除去には，リポキシゲナーゼが利用される。
- (5)　リンゴ果汁の清澄化には，ペクチナーゼが利用される。

問題36　食品中の色素成分についての記述である。**誤っているもの**を一つ選びなさい。
- (1)　ミオグロビンは，2価の鉄イオンを含んだヘム色素がたんぱく質に結合した構造である。
- (2)　肉を切り分けると，暗赤色のミオグロビンから，徐々に鮮赤色のオキシミオグロビンに変化する。
- (3)　オキシミオグロビンのヘム色素には，酸素分子が結合している。
- (4)　鮮度の落ちたマグロや牛肉の色が暗褐色に変化するのは，ミオグロビンがメトミオクロモーゲンに酸化されるからである。
- (5)　加熱加工したソーセージやハムの桃赤色は，ニト

ロソミオクロモーゲンの色である。

問題37　褐変反応についての記述である。**誤っているもの**を一つ選びなさい。

(1)　塩漬けしたとき，ナスの皮が褐色に変化するのは，酵素的褐変反応による。

(2)　ジャガイモを剥皮し放置すると黒色に変化するのは，チロシンからメラニン様色素が生成するためである。

(3)　鮮度の低下したえびが黒変するのは，酵素的にメラニンができるためである。

(4)　パンを焼くとき皮が褐色になるのは，アミノカルボニル反応によりメラノイジンができるためである。

(5)　醤油の赤黒い色は，麹菌によって酵素的褐変反応が起こるためである。

問題38　食品の香りについての記述である。**正しいもの**を一つ選びなさい。

(1)　野菜類の青臭さは，有機酸やアルコールから酵素的に合成されるエステル類による。

(2)　炊きたてのご飯やゆで卵のイオウ臭い香りは，含硫アミノ酸の分解により生じた二酸化硫黄の匂いである。

(3)　きのこ類に特有のカビのような匂いは，脂質が分解して生成するノナジエノールによる。

(4)　果実類の芳香は，成熟過程で脂質の分解により生成するアルデヒドやアルコールによる。

(5)　糖類を 160～200℃ で加熱すると，アミノカルボニル反応により，甘くて香ばしい香気成分が生成される。

問題39　食品の味成分についての記述である。**誤っているもの**を一つ選びなさい。

(1)　アスパルテーム，アセスルファムＫ，サッカリンは，人工甘味料である。

(2)　味噌やチーズの味には，発酵により生成する苦味を持つオリゴペプチドや疎水性アミノ酸が大きく影響している。

(3)　アミノ酸系うま味成分グルタミン酸と核酸系うま味成分には，相乗効果がある。

(4)　ワサビや大根を摺りおろすと，ミロシナーゼの作用で辛味のあるカプサイシンが生成される。

(5)　ミラクルフルーツに含まれるミラクリンは，酸味を甘く感じさせる味覚変革物質である。

問題40　たんぱく質の変性と食品加工の関係についての記述である。**誤っているもの**を一つ選びなさい。

(1)　ヨーグルトは，カゼインの等電点沈殿を利用してつくられている。

(2)　ゼラチンは，コラーゲンが熱水加熱により変性して溶解したものであり，冷却するとゲル化する。

(3)　うどんは，食塩によるグルテンの形成を利用して製造する。

(4)　豆腐は，熱変性した大豆たんぱく質を 2 価の陰イオンで凝固して製造される。

(5)　湯葉は，熱変性した大豆たんぱく質が空気との界面で表面変性したものである。

問題41　食品の成分間相互作用についての記述である。**誤っているもの**を一つ選びなさい。

(1)　豆乳中の脂質は，豆腐製造時に遊離し，豆腐にはほとんど移行しない。

(2)　手延べそうめん製造で，綿実油等の油脂を塗布し貯蔵する工程を "厄（やく）" と呼ぶ。

(3)　飽和脂肪酸モノグリセリドは，パンの老化を抑制しやわらかさを保つ働きがある。

(4)　ソーセージ製造にでんぷんが添加されるのは，肉の結着性を増すためである。

(5)　水洗したスケトウダラのすり身に，ショ糖やソルビトールと重合リン酸塩を加えて，冷凍すり身が製造される。

問題42　食品の機能性成分についての記述である。**正しいもの**を一つ選びなさい。

(1)　CPP-ACP（乳たんぱく質分解物）には，お腹の調子を整えるはたらきがある。

(2)　難消化性デキストリンには，カルシウムの吸収を促進するはたらきがある。

(3)　グルコシルセラミドには，血圧を下げるはたらきがある。

(4)　キシリトールには，コレステロールの吸収を抑えるはたらきがある。

(5)　植物性ステロールには，コレステロールの吸収抑制作用がある。

問題43　食品加工法についての記述である。**誤っているもの**を一つ選びなさい。

(1)　液状食品をノズルから霧状に噴霧し，瞬時に水分を蒸発させ乾燥する方法を噴霧乾燥という。

(2)　超臨界二酸化炭素は，穏やかな条件での食品成分

の抽出が可能であり，抽出物からの除去も簡単である。

(3) 膜分離に用いられる膜の種類には，孔径の大きい順に逆浸透膜，ナノ濾過膜，限外濾過膜，精密濾過膜などがある。

(4) エクストルーダーとは，押し出し成形機のことであり，膨化スナックや肉様大豆たんぱく質の製造などに用いられている。

(5) 蒸留は，液体の混合液や溶液を加熱し，それぞれの沸点の差を利用して，相互に分離したり濃縮したりする技術である。

問題44 米とその加工品についての記述である。**正しい**ものを一つ選びなさい。

(1) 精白米の搗き減りは8〜10%，七分搗き米の搗き減りは4〜5%である。

(2) 玄米の貯蔵中には，含まれる酵素類の作用により遊離脂肪酸や還元糖が増加する。

(3) アミロース含量は，ジャポニカ種うるち米では0%，インディカ種もち米では15〜25%である。

(4) もち米の米粉のうち，白玉粉は糊化製品であり，道明寺粉は生粉製品である。

(5) パーボイルド米は，もみ米を蒸してから乾燥，搗精したもので，通常の精白米より栄養価が低くなる。

問題45 イモ類とその加工品についての記述である。**正しい**ものを一つ選びなさい。

(1) ヤマノイモは，そばのつなぎや和菓子のかるかんにも用いられている。

(2) サトイモで，子イモを利用する品種としては，セレベスなどがある。

(3) こんにゃくは，コンニャクイモを原料とし，酸性の水酸化カルシウムを加えて凝固させる。

(4) ジャガイモの品種で，ホクホクとした食感の粉質イモとしてはメークインがある。

(5) サツマイモは，加熱中もα-アミラーゼがでんぷんを分解するため甘味が増す。

問題46 大豆とその加工品についての記述である。**正しい**ものを一つ選びなさい。

(1) 糸引き納豆の粘質物は，ポリグルタミン酸よりなる。

(2) きな粉は，生大豆を粉砕したものである。

(3) 豆腐の製造について，木綿豆腐の方が絹ごし豆腐よりも濃い豆乳を用いる。

(4) 浜納豆では，蒸煮した大豆に納豆菌を加えて発酵させる。

(5) 大豆を水に浸漬後，摩砕したものを豆乳という。

問題47 種実類とその加工品についての記述である。**正しい**ものを一つ選びなさい。

(1) ゴマ豆腐は，ゴマのたんぱく質を凝固させた加工品である。

(2) ゴマ油には，焙煎ゴマ油と，焙煎しないゴマサラダ油がある。

(3) クリは，ゴマ，くるみと同様に可食部の子葉の主成分が脂質である。

(4) ゴマ油は，多価不飽和脂肪酸が多く，酸化されやすい。

(5) ラッカセイは，くるみよりも脂質含量が多い。

問題48 野菜類とその加工品についての記述である。**誤っている**ものを一つ選びなさい。

(1) カット野菜では，オゾン水や酸性電解水によって殺菌されることがある。

(2) トマトピューレは，トマトペーストよりも濃縮されている。

(3) 冷凍野菜では，ブランチングを行ったあと，凍結する。

(4) シソやナスに含まれるアントシアニン色素は，その化学構造にフラボノイド骨格を有している。

(5) 茎菜類には，アスパラガス，タケノコなどが属する。

問題49 果実類についての記述である。**正しい**ものを一つ選びなさい。

(1) ブドウには，主要な有機酸として酒石酸とクエン酸が合わせて5%程度含まれる。

(2) 果実には，主な糖としてブドウ糖，果糖，ショ糖，乳糖が含まれる。

(3) 果実の追熟(後熟)によって，果実中のでんぷんやペクチンの合成が進む。

(4) 果実の成熟を人為的に促進させるためには，植物性ホルモンのジベレリンを用いる。

(5) 果実の鮮度低下抑制方法として，高二酸化炭素状態にするCA法やMA法がある。

問題50 魚介類の加工品についての記述である。**正しい**ものを一つ選びなさい。

(1) はんぺんは，魚のすり身にヤマノイモをすり混

ぜ，油で揚げたものである。

(2)　すじこは，さけの卵巣をほぐし，粒状にしたものである。

(3)　煮干しは，魚介類を適度な濃度の食塩水の中で煮熟したあとに，乾燥してつくられる。

(4)　魚醤油は，原料魚から内臓を除去後，塩蔵させたものである。

(5)　かまぼこは，魚肉の筋形質たんぱく質が食塩水に溶解するという性質を利用したものである。

問題51　食肉についての記述である。**正しいもの**を一つ選びなさい。

(1)　筋原繊維たんぱく質の主成分は，コラーゲンである。

(2)　筋形質たんぱく質は，水溶性たんぱく質で，ミオシンやアクチンが含まれる。

(3)　肉基質たんぱく質の主成分は，ミオグロビンやヘモグロビンなどである。

(4)　動物脂の融点は，高い順に羊脂，牛脂，豚脂である。

(5)　食肉の熟成中ATPの分解により5'-グアニル酸が生成する。

問題52　鶏卵についての記述である。**誤っているもの**を一つ選びなさい。

(1)　オボムチンは，泡の安定性に関与している。

(2)　卵黄固形物の約65%が，高密度リポたんぱく質である。

(3)　卵白たんぱく質の約54%が，熱凝固性のあるオボアルブミンである。

(4)　オボムコイドは，トリプシン阻害活性をもっている。

(5)　卵黄は，65℃で粘度が上昇し，75℃でかたいゲルを形成する。

問題53　乳製品についての記述である。**誤っているもの**を一つ選びなさい。

(1)　バターの製造では，クリームを攪拌することにより脂肪球膜を破りバター粒を形成させる。

(2)　発酵バターは，バター粒に乳酸菌を接種し発酵させたものである。

(3)　プロセスチーズは，加熱殺菌後密封されているので保存性が高い。

(4)　ナチュラルチーズには，カビが熟成に関与する半硬質や軟質チーズがある。

(5)　無糖練乳は，加糖練乳に比較して開缶後の保存性が低い。

問題54　食品の異物除去と検査技術についての記述である。**誤っているもの**を一つ選びなさい。

(1)　異物検査において，エックス線が金属検出器に利用される。

(2)　風力や振動コンベアを用いて，重量や比重の違いを利用した異物除去が行われる。

(3)　非破壊評価技術で，可視光線が青果物の傷の検出や米粒の形状判定に利用される。

(4)　非破壊評価技術で，超音波や打音を用いて果実の水分，糖度，酸度が評価される。

(5)　非破壊評価技術で，紫外線照射により生じた蛍光を測定してナッツのアフラトキシン汚染を検出する。

問題55　甘味料についての記述である。**正しいものの組合せ**を一つ選びなさい。

a．トレハロースの甘味度は，ショ糖の約600倍である。

b．シクロデキストリンは，グルコースが環状に結合したオリゴ糖である。

c．三温糖は，分蜜糖である。

d．スクラロースは，でんぷんを原料とする甘味料である。

(1)　aとb　　(2)　aとc　　(3)　aとd

(4)　bとc　　(5)　cとd

調理学に関する科目

問題56　誘電加熱・電磁誘導加熱についての記述である。**正しいもの**を一つ選びなさい。

(1)　電子レンジ加熱では，誘電損失係数の小さい食品が発熱しやすい。

(2)　野菜を電子レンジで加熱すると，ゆで加熱よりもビタミンCの損失が多くなる。

(3)　塩をすり込んだ塊肉（ブロック肉）を電子レンジ加熱すると，中央部に熱が通りやすい。

(4)　電磁誘導加熱は，鍋底に渦電流が生じて発熱する。

(5)　電磁調理器は，熱効率が悪い。

問題57　高齢者向けの食事についての記述である。**正しいもの**を一つ選びなさい。

(1)　生野菜は，咀嚼機能を補うために細かく刻むと食べやすい。

(2)　豚肉は，ショウガ汁につけるとかたくなる。

(3)　美味しさは，外観が重要なのでミキサー食が良い。

(4)　えん下困難者用食品は，特別用途食品に位置づけられている。

(5)　マッシュポテトにマヨネーズを加えると，かたくなる。

問題58　調理に関する変色防止やアク抜きについての記述である。**誤っているもの**を一つ選びなさい。

(1)　リンゴは，１％程度の食塩水に浸漬する。

(2)　レンコンは，１～３％の酢水に浸漬する。

(3)　タケノコは，５～10％のぬか水に浸しゆでる。

(4)　ホウレンソウは，ゆでた後にゆで水を切って冷ます。

(5)　ワラビは，0.3～0.5％重曹水でゆでる。

問題59　小麦粉の膨化調理についての記述である。**誤っ**

ているものを一つ選びなさい。

(1)　発酵パンは，イーストにより膨化する。

(2)　シュー生地は，化学膨化剤により膨化する。

(3)　蒸しパンは，化学膨化剤により膨化する。

(4)　パイは，生地中の蒸気圧により膨化する。

(5)　スポンジケーキは，卵白の気泡により膨化する。

問題60　もち米の調理についての記述である。**正しいもの**を一つ選びなさい。

(1)　蒸しこわ飯は，ふり水でかたさは調節できない。

(2)　もち米粉は，室温の水でこねる。

(3)　こわ飯の仕上がり重量は，もち米重量の2.2～2.4倍である。

(4)　おいしいもちの組織は，全体が均一なペースト状である。

(5)　もち米の吸水率は，うるち米より低い。

令和５年度（第10回）
専門選択問題（食品流通・サービス部門）

調理学に関する科目

問題31　誘電加熱・電磁誘導加熱についての記述である。**正しいもの**を一つ選びなさい。

(1)　電子レンジ加熱では，誘電損失係数の小さい食品が発熱しやすい。

(2)　野菜を電子レンジで加熱すると，ゆで加熱よりもビタミンCの損失が多くなる。

(3)　塩をすり込んだ塊肉（ブロック肉）を電子レンジ加熱すると，中央部に熱が通りやすい。

(4)　電磁誘導加熱は，鍋底に渦電流が生じて発熱する。

(5)　電磁調理器は，熱効率が悪い。

問題32　高齢者向けの食事についての記述である。**正しいもの**を一つ選びなさい。

(1)　生野菜は，咀嚼機能を補うために細かく刻むと食べやすい。

(2)　豚肉は，ショウガ汁につけるとかたくなる。

(3)　美味しさは，外観が重要なのでミキサー食が良い。

(4)　えん下困難者用食品は，特別用途食品に位置づけ

られている。

(5)　マッシュポテトにマヨネーズを加えると，かたくなる。

問題33　調理に関する変色防止やアク抜きについての記述である。**誤っているもの**を一つ選びなさい。

(1)　リンゴは，１％程度の食塩水に浸漬する。

(2)　レンコンは，１～３％の酢水に浸漬する。

(3)　タケノコは，５～10％のぬか水に浸しゆでる。

(4)　ホウレンソウは，ゆでた後にゆで水を切って冷ます。

(5)　ワラビは，0.3～0.5％重曹水でゆでる。

問題34　小麦粉の膨化調理についての記述である。**誤っているもの**を一つ選びなさい。

(1)　発酵パンは，イーストにより膨化する。

(2)　シュー生地は，化学膨化剤により膨化する。

(3)　蒸しパンは，化学膨化剤により膨化する。

(4)　パイは，生地中の蒸気圧により膨化する。

(5)　スポンジケーキは，卵白の気泡により膨化する。

問題35 もち米の調理についての記述である。**正しいもの**を一つ選びなさい。

(1) 蒸しこわ飯は，ふり水でかたさは調節できない。

(2) もち米粉は，室温の水でこねる。

(3) こわ飯の仕上がり重量は，もち米重量の2.2〜2.4倍である。

(4) おいしいもちの組織は，全体が均一なペースト状である。

(5) もち米の吸水率は，うるち米より低い。

問題36 真空調理についての記述である。**誤っているもの**を一つ選びなさい。

(1) 肉類は，ドリップ量が少なく，ジューシーに仕上がる。

(2) 新鮮な食材をそのまま調味液につけて調理することが可能である。

(3) 素材の風味や栄養素の損失が少ない調理法である。

(4) 葉物類は，低温調理に適している。

(5) 調理操作の平準化により，効率化をはかることができる。

問題37 煮物についての記述である。**正しいもの**を一つ選びなさい。

(1) 大豆を煮る場合，1時間程度の吸水で加熱する。

(2) 煮汁にでんぷんでとろみをつけると，冷めにくい。

(3) 煮魚は，冷たい調味液から加熱するとうまみが溶出しにくい。

(4) 煮しめは，たっぷりの煮汁で加熱する。

(5) 含め煮には，落とし蓋を使用する。

問題38 ゼリー状食品についての記述である。**正しいもの**を一つ選びなさい。

(1) ゼラチンゼリーは，冷却時間が長いほどやわらかくなる。

(2) 砂糖の添加は，寒天ゼリーの離漿を促進する。

(3) 過度の加熱をしてつくったゼラチンゼリーは，かたくなる。

(4) ゼラチンの二色ゼリーは，付着性を利用してつくる。

(5) ゼラチンゼリーは，寒天ゼリーよりも融解温度が高い。

問題39 乾式加熱についての記述である。**正しいもの**を一つ選びなさい。

(1) 魚の直火焼きは，強火の遠火が適している。

(2) ホイル焼きは，水分の蒸発が多い調理法である。

(3) 香味野菜を同時に入れて焼くローストチキンは，通常のオーブン加熱よりかたく焼き上がる。

(4) 内部がすでに加熱されているコロッケは，低温でじっくり揚げる。

(5) 衣揚げは，唐揚げよりも吸油率が低い。

問題40 でんぷんの調理についての記述である。**誤っているもの**を一つ選びなさい。

(1) かき卵汁は，コーンスターチを用いる。

(2) 溜菜（中国料理のあんかけ）は，じゃがいもでんぷんを用いる。

(3) ブラマンジェは，加熱時間が長いほどかたさを増す。

(4) くず桜は，くずでんぷんを用いるので透明度が高い。

(5) ごま豆腐は，弱火で長時間加熱すると弾力性が高くなる。

食品の流通・消費に関する科目

問題41 食品廃棄物についての記述である。**誤っているもの**を一つ選びなさい。

(1) 発生量は，食品産業の中では，食品製造業が一番多い。

(2) 再生利用等実施率は，外食産業よりも食品製造業の方が高い。

(3) 再生利用等実施率は，食品小売業よりも食品卸売業の方が高い。

(4) 再生利用等実施率は，外食産業よりも食品小売業の方が高い。

(5) 再生利用等実施率は，食品産業全体で95％である。

問題42 食品ロスについての記述である。**正しいもの**を一つ選びなさい。

(1) 食品ロスには，不可食部が含まれる。

(2) 食品ロスの約半分が，一般家庭から発生している。

(3) 技術進歩により，レトルトカレーの賞味期限が半年から1年に延びている。

(4) 一般家庭での1人当たり食品ロスは，年間で約100kgである。

(5) フードバンクやフードシェアリングに寄付し利用された食品でも，食品ロスに含まれる。

問題43　近年における水産物の消費・流通についての記述である。**正しいもの**を一つ選びなさい。

(1)　魚介類の生産は，生産量・生産額ともに漁業より養殖への依存が大きい。

(2)　卸売市場経由率は，市場外流通の増加に伴い，40％以下である。

(3)　国内で水揚げされた全ての漁獲物は，まずは消費地卸売市場に出荷する。

(4)　中央卸売市場（鮮魚）のセリ・入札取引の割合は，40％以下である。

(5)　魚介類の1人1日当たりの摂取量は，1990年代後半に肉類の摂取量を下回った。

問題44　我が国の外食産業の動向についての記述である。**誤っているもの**を一つ選びなさい。

(1)　1960年以降，高度経済成長とともに市場規模が拡大していった。

(2)　生産年齢人口の増加や仕事を持つ主婦の増加が，外食市場拡大の要因となった。

(3)　1980年は外食元年と呼ばれ，それ以降，チェーンレストランが次々に登場した。

(4)　チェーン化実現のために，本部（本社）と店舗の機能の分化が行われた。

(5)　モータリーゼーションにより，チェーンレストランの郊外への拡大が進んだ。

問題45　我が国の中食と中食市場についての記述である。**誤っているもの**を一つ選びなさい。

(1)　セブン-イレブンの1号店がオープンしたのは，1974年である。

(2)　日本フードサービス協会で料理品としているのが，中食に当たる。

(3)　米国のHMR，MSは，日本での中食に当たる。

(4)　2020年惣菜白書によれば，2019年の惣菜市場規模は，10兆円を超えた。

(5)　新型コロナウイルス感染症の拡大は，中食市場にはさほど影響を与えなかった。

問題46　マーケティングの理論についての記述である。**正しいもの**を一つ選びなさい。

(1)　4Pは，買手（消費者）の視点でマーケティングを捉え，提唱された。

(2)　製品（商品）ライフサイクル理論の衰退期には，宣伝広告費，営業活動費などが多額に必要である。

(3)　製品（商品）ライフサイクル理論の成熟期には，価

格競争が激化する。

(4)　プッシュ戦略の具体例として，広告があげられる。

(5)　ロジスティックとは，物流と同義語である。

問題47　食料品の国内価格についての記述である。**誤っているもの**を一つ選びなさい。

(1)　食料品の国内価格は，食料自給率が低いため，原料農産物の国際価格の変動の影響を受ける。

(2)　食料品の国内価格は，円高になると上昇する傾向にある。

(3)　食料品の国内価格は，外国における原料農産物の不作により，高くなる場合がある。

(4)　米の国内価格は，備蓄制度により国内外の需給変動の影響を受けにくくなっている。

(5)　食料品の国内価格は，外国での紛争により農産物の価格が高騰した結果，高くなる場合がある。

問題48　様々な小売業態についての記述である。**正しいもの**を一つ選びなさい。

(1)　ショッピングセンターは，小売店が多数集まった大規模な小売集積地であり，商店街も含まれる。

(2)　八百屋，魚屋，肉屋など販売する商品による専門店の分類を業態という。

(3)　コンビニエンスストアは，売場面積250m^{2}以上で取扱商品の70％以上が食品であることと定義されている。

(4)　食品スーパーマーケットは，消費者の週に一度のまとめ買いに対応した地域密着型の販売店である。

(5)　ドラッグストアは，1970年代に発展し，医療品，化粧品に加え，食品なども販売する店である。

問題49　食品の安全性の確保についての記述である。**誤っているもの**を一つ選びなさい。

(1)　食品アレルギーの表示では，容器包装された加工食品に特定原材料を使用した旨の表示が義務付けられている。

(2)　GAPとは，食品の安全性向上等を目的に継続的に，農業生産活動の正確な実施・記録・点検・評価を行う手法である。

(3)　HACCPは，製造・加工工程での危害分析により特定された重要管理点を連続的に監視することにより安全性を確保する方式である。

(4)　残留農薬については，一部の規制すべき農薬だけに残留基準を設定している。

(5)　食品事件発生後の原因究明と被害拡大防止等を行

うため，食品の来歴をさかのぼることができること
をトレーサビリティという。

問題50　加工食品についての記述である。**正しいもの**を
一つ選びなさい。

(1)　レトルト食品は，宇宙食として利用されたことが
ある。

(2)　日本では1990年代には冷凍設備が普及していな
かったため，冷凍食品はほとんど生産されていなか
った。

(3)　現在の日本の冷凍食品の生産量の多くを占めてい
るのは，水産物である。

(4)　レトルト食品は，1950年代に日本の小さな食品メ
ーカーによって開発された。

(5)　現在の日本のレトルト食品の生産量のうち，約
70%がカレーとなっている。

フードコーディネート論

問題51　食器についての記述である。**正しいもの**を一つ
選びなさい。

(1)　和食器の小皿の径は，15cmである。

(2)　陶器は，磁器よりも高温で焼成されるため，生地
が焼きしまっている。

(3)　磁器は，使い始める前に煮沸して使用する。

(4)　金彩や銀彩の器は，電子レンジの使用に適して
いる。

(5)　漆器の素地には，木材，竹，金属，合成樹脂など
が用いられる。

問題52　西洋料理の食卓のコーディネートとマナーにつ
いての記述である。**正しいもの**を一つ選びなさい。

(1)　ナプキンの大きさの目安は，プロトコル（外交儀
礼上のルール）では20～25cm四方である。

(2)　キャンドルは，ランチのテーブルに使う。

(3)　グラス類は，位置皿の正面に配置する。

(4)　パーソナルスペースは，椅子に座って無理なく手
の届くスペースをいう。

(5)　シッティング・ブッフェでは，着席したままテー
ブルの上の料理を各自が取り分ける。

問題53　下記飲食店の損益分岐点売上げ高を計算し，**正
し**いものを一つ選びなさい。

経　費	変動費率	固定費
原材料費	25%	
人件費（社員）		365万円
人件費（パート・アルバイト）	10%	
諸経費（水道光熱費等）	15%	
家賃		100万円
減価償却費		35万円
支払い金利		30万円

(1)　530万円　　　(2)　1,060万円　　　(3)　1,325万円

(4)　1,590万円　　　(5)　2,650万円

問題54　営業利益の算出法についての記述である。**正し
い**ものを一つ選びなさい。

(1)　営業外収益から営業外費用を引いた利益のことを
いう。

(2)　売上げ総利益から販売費および一般管理費を引い
た利益のことをいう。

(3)　売上げ高から売上げ原価（原材料費）を引いた利
益のことをいう。

(4)　経常利益に特別利益を足し，特別損失を引いた利
益のことをいう。

(5)　税引き前当期純利益から法人税，住民税，事業税
などの税金を引いた利益のことをいう。

問題55　外国の料理についての記述である。**誤っている
もの**を一つ選びなさい。

(1)　タイ料理は，ナンプラー，ライム，レモングラス，
唐辛子を用いるものが多い。

(2)　韓国料理は，ニンニク，唐辛子を多用し，ゴマ油
を頻繁に使う。

(3)　スペイン料理は，ローストビーフに代表される。

(4)　ロシア料理は，肉，魚，野菜などの実だくさんの
スープなど温かい料理が多い。

(5)　フランス料理は，各国の正餐（せいさん）に用いられる。

問題56　業務用キッチンのコーディネートについての記
述である。**誤っているもの**を一つ選びなさい。

(1)　厨房の衛生化は，HACCPなどの衛生管理手法が
とり入れられている。

(2)　キッチンのタイプは，オープンしたものとクロー
ズしたものの2タイプに分けられる。

(3)　厨房の作業の流れは，食材の検品から料理の提
供，下膳・洗浄までの一方向の動線が基本となる。

(4)　料理によって，厨房に揃える調理機器と調理器具
は変わる。

(5) 厨房の衛生管理は，汚染作業区域，準清潔作業区域，清潔作業区域に分けて行う。

問題57　レストランの収支計画についての記述である。**誤っているもの**を一つ選びなさい。

(1) 客単価は，提供するメニュー内容によって変わる。

(2) 売上げ高の予測は，見込まれる客数に客単価を掛けて計算する。

(3) 客席数は，店舗面積によって決まり，狭い店では坪数の3倍程度を想定する。

(4) 客席回転率は，ある一定時間帯に1つの席が何回利用されるかを表す指標である。

(5) ランチタイムなど混み合う時間帯には，合い席にすると満席率があがる。

問題58　食企画に必要な基礎スキルについての記述である。**正しいものの組合せ**を一つ選びなさい。

a．企画を立てるために把握すべき6W3Hに予算は含めない。

b．食企画には，定量的な調査データや定性的な情報の双方を盛り込むとよい。

c．クライアントへの企画提案では，文書のみとし，口頭での説明は必要がない。

d．クライアントとの対話を通して，事実情報と要望を探りだすことが求められる。

(1) aとb　　(2) aとc　　(3) bとc
(4) bとd　　(5) cとd

問題59　食空間のカラーコーディネートについての記述である。**正しいもの**を一つ選びなさい。

(1) 赤の補色は紫である。

(2) 明度では，光を反射しないのが黒である。

(3) アクセントカラーは，配色のベースとなる色である。

(4) 彩度の高い色がまわりにあると，本来の色より鮮やかに見える。

(5) 2種類の色を交互に配色すると，対比現象がおきる。

問題60　店舗選定についての記述である。**誤っているもの**を一つ選びなさい。

(1) スケルトン物件とは，コンクリートむきだしの物件である。

(2) スケルトン物件で「原状復帰」という条件が付いた場合は，店を閉鎖するときに，もとの状態にもどさなければならない。

(3) 居抜物件とは，設備機器・内装などがそのまま残されている物件のことである。

(4) 店舗物件の取得にかかわる費用は，基本的に賃貸料，敷金，礼金，保証金，管理費等があり，これに加えて店舗工事費用や，備品などにかかるその他費用がある。

(5) 一般的にビル内の店舗の共益費は，占有率にかかわらず一律に費用が設定される。

令和４年度（第９回）
共通問題（食品開発部門，食品流通・サービス部門）

フードスペシャリスト論

問題１　食品加工や保存技術史についての記述である。**正しいものの組合せ**を一つ選びなさい。
  a．味噌やしょうゆは，麹を原料とする日本の伝統的発酵調味料であるが，その起源は中国である。
  b．紀元前8000年頃には，牛乳から発酵乳やチーズがつくられていたが，羊やヤギの乳は使用されなかった。
  c．冷凍食品は軍用食として開発され，その後，家庭での冷凍冷蔵庫の普及により生産量が増加した。
  d．イミテーションフーズは，本物が高価なものや希少なものが対象であったが，栄養面での効果を目的とするものも開発されるようになった。
  (1) aとb　　(2) aとc　　(3) aとd
  (4) bとc　　(5) cとd

問題２　世界の食についての記述である。**誤っているもの**を一つ選びなさい。
  (1) 東南アジア地域の食体系は，米・魚・豆といわれる。
  (2) 北アメリカ地域では，とうもろこしやじゃがいもを主食としている。
  (3) ヨーロッパ地域は，小麦や大麦と牧畜を組み合わせた食体系をもつ。
  (4) 中東（西アジア）地域での特徴的な食材は，デーツ（なつめやしの実），スパイス類，ヨーグルト，ギーなどである。
  (5) オセアニアの島嶼部やアフリカの一部では，調理バナナやキャッサバを主食としている。

問題３　現代日本の食生活についての記述である。**誤っているもの**を一つ選びなさい。
  (1) 安藤百福が開発した即席めんが発端となり，インスタント時代という言葉の流行を生んだ。
  (2) 1970年代の冷蔵庫の普及率は，50％を超えていた。
  (3) 郊外型ファミリーレストランが発達したのは，1980年代以降である。
  (4) 年間１人当たりの米の消費量は，1960年代をピークに減少傾向にある。
  (5) コールドチェーン勧告は，生鮮物を中心に低温流通体系整備の必要性を周知させることにあった。

問題４　食品産業についての記述である。**誤っているもの**を一つ選びなさい。
  (1) 小売業者は流通の末端にあり，消費者と直接接する立場にある。
  (2) 食品産業は，食品製造業と外食産業の２つの産業から構成されている。
  (3) 生産された農作物や食品が消費者に届くまでの流れをフードシステムという。
  (4) 食品製造業は，製造業全体の１割産業と呼ばれている。
  (5) 外食産業は，大別して給食主体部門と料飲主体部門から構成されている。

問題５　食品表示についての記述である。**正しいもの**を一つ選びなさい。
  (1) 原材料に遺伝子組換えでないトマトを使用したので，「トマト（遺伝子組換えでない）」と表示した。
  (2) 食品100g当たりの糖類が0.5gだったので「糖類ゼロ」と表示した。
  (3) 化学肥料および農薬を使用せずに栽培したホウレンソウに，有機JASマークに変えて「オーガニック」と表示した。
  (4) アスパルテームを使用した食品に「L-アスパラギン酸化合物を含む」旨を表示した。
  (5) 原材料にチーズと表記した加工食品に，アレルギー表示の「乳成分を含む」旨の表示をしなかった。

問題６　食情報と消費者保護についての記述である。**正しいもの**を一つ選びなさい。
  (1) 食品偽装には，飲食店における食べ残しの再利用も該当する。
  (2) 牛トレーサビリティーとは，輸入牛肉の情報を消費者に提供するシステムのことである。
  (3) 日本商品コード（JANコード）とは，店舗での購入者の情報を記録するものである。
  (4) リスクアナリシスとは，有害化学物質や有害微生物を分析することを指す。
  (5) 製造物責任法は，JAS法ともいう。

食品の官能評価・鑑別論

問題7　官能評価についての記述である。**正しいもの**を一つ選びなさい。
(1)　2つの刺激を継続して与えた結果，片方の刺激が他方の刺激に影響することを相乗効果と呼ぶ。
(2)　パネリストへの試料の提示順は，順序効果を考慮して全員同じとする。
(3)　5個の試料を提示した場合，位置効果により両端の試料は選ばれにくい。
(4)　好き嫌いのある数字は，記号効果があるため試料番号に用いないようにする。
(5)　試料の濃度差を評価させる場合は，認知閾以上の濃度差をつける。

問題8　食品の分散系についての記述である。**正しいもの**を一つ選びなさい。
(1)　ある物質Aがある物質Bに分散しているとき，Aを分散媒，Bを分散相と呼ぶ。
(2)　ミセルコロイドは，単独粒子が分散している。
(3)　乳化剤は，水と親和性のある親水基を持たない。
(4)　サスペンションは，エマルションに比較して，安定である。
(5)　O/W型の生クリームを過度に泡立てると，物理的な刺激によってW/O型のバター状に変化することがある。

問題9　食品の力学的性質についての記述である。**誤っているもの**を一つ選びなさい。
(1)　破断特性は，大変形領域の食品特性である。
(2)　弾性は，外力を取り除いた時に，もとに戻ろうとする性質である。
(3)　曳糸性は，粘性と弾性とが重なり合って起きる現象である。
(4)　凝集性は，食品内の結合力に相当する性質である。
(5)　粘性は，歯などの口腔内器官への食品のつきやすさを示す性質である。

問題10　食品の非破壊検査法についての記述である。**正しいもの**を一つ選びなさい。
(1)　紫外線を食品に照射すると，リンゴの蜜入りの有無を判定することができる。
(2)　可視光線を食品に照射すると，微生物汚染を判定することができる。
(3)　近赤外線を食品に照射すると，ミネラルウォーターの鑑別ができる。
(4)　超音波を食品に照射すると，米の食味を判断することができる。
(5)　X線を食品に照射すると，農作物の残留農薬の検出ができる。

問題11　果実類についての記述である。**正しいもの**を一つ選びなさい。
(1)　日本ナシには，青ナシ系や赤ナシ系があり，どれも追熟が必要である。
(2)　メロン類には，網目模様のあるプリンスメロンや網目のないマスクメロンなどがある。
(3)　モモは，果肉の色から肉質がやわらかい白肉種と肉質のかたい赤肉種がある。
(4)　バナナは，14℃以下に保存すると低温障害を起こし黒変する。
(5)　果実類は，保存性がよいので常温貯蔵が一般的である。

問題12　魚介類の加工と保存についての記述である。**誤っているもの**を一つ選びなさい。
(1)　ソルビトールは，すり身の冷凍変性を防止する。
(2)　撒塩法(まきじお)は，立塩法(たてじお)に比較して油焼けが少ない。
(3)　エビ・カニ凍結時のグレーズ処理は，食品成分の酸化を防ぐ。
(4)　パーシャルフリージング保存は，大きな細胞破壊を防ぐ。
(5)　くん製品は，くん煙中のアルデヒド類やフェノール類により酸化が抑制される。

問題13　肉類とその加工品についての記述である。**誤っているもの**を一つ選びなさい。
(1)　ロースハムは，豚ロース肉を塩漬後，くん煙，ボイルしてつくられる。
(2)　コンビーフは，牛肉を塩漬後，乾燥したものである。
(3)　ラックスハムは，ボイルを行わない生ハムである。
(4)　ベーコンは，豚肉を塩漬後，くん煙してつくられる。
(5)　ボローニアソーセージのケーシングには，牛腸が用いられる。

問題14　乳製品についての記述である。**正しいものの組合せ**を一つ選びなさい。

a．エバミルクは，牛乳をそのまま約1/2.5に濃縮したものである。

b．LL牛乳は，低温殺菌した牛乳である。

c．エメンタールチーズは，熟成の際に，プロピオン酸菌が関与するチーズである。

d．日本のバターは，加塩発酵バターが大部分である。

(1)　aとb　　(2)　aとc　　(3)　bとc

(4)　bとd　　(5)　cとd

問題15　アルコール飲料（酒類）についての記述である。**誤っているもの**を一つ選びなさい。

(1)　赤ワインは，黒系ブドウの果皮，種子，果肉，果汁を一緒に発酵させた酒である。

(2)　清酒の生一本とは，単一の醸造所でつくった純米酒のことである。

(3)　ジンは，サトウキビ糖蜜を発酵させ蒸留した酒である。

(4)　ラガービールとは，貯蔵して熟成させたビールである。

(5)　ブランデーは，果実酒を蒸留した酒である。

食品の安全性に関する科目

問題16　牛乳の低温殺菌法の温度と時間である。**正しいもの**を一つ選びなさい。

(1)　120〜150℃・1〜3秒

(2)　中心部85〜90℃・90秒以上

(3)　中心部75℃・1分以上

(4)　63℃・30分

(5)　−20℃・24時間以上

問題17　食品添加物の表示についての記述である。**正しいもの**を一つ選びなさい。

(1)　使用基準が設定されていない甘味料のD-ソルビトールは，表示が免除される。

(2)　製造過程で使用されたが最終製品に残らなかった殺菌料は，表示が免除される。

(3)　ばら売り商品に使用された甘味料のサッカリンは，表示が免除される。

(4)　原材料で使用されていたが最終製品で色が分かる着色料は，表示が免除される。

(5)　量り売り商品に使用された防かび剤のイマザリルは，表示が免除される。

問題18　水の衛生についての記述である。**正しいもの**を一つ選びなさい。

(1)　水道水の水質基準では，一般細菌は検出されてはならない。

(2)　ミネラルウォーターの硬度は，Ca^{2+}とK^+の量をmg/Lで表したものである。

(3)　我が国の水道普及率は，100％に達している。

(4)　水道水の水質基準項目に，「味」は含まれていない。

(5)　ミネラルウォーター類は，大腸菌群が陰性であることが定められている。

問題19　保存料として使用される食品添加物である。**正しいもの**を一つ選びなさい。

(1)　安息香酸ナトリウム

(2)　エリソルビン酸

(3)　亜硝酸ナトリウム

(4)　オルトフェニルフェノール

(5)　サッカリン

問題20　即時型食物アレルギーについての記述である。**正しいもの**を一つ選びなさい。

(1)　症状は，呼吸器症状が最も多い。

(2)　食品によるアナフィラキシーは，重症にならない。

(3)　即時型食物アレルギーは，Ⅱ型アレルギー反応である。

(4)　全年齢における三大原因食品に鶏卵がある。

(5)　乳幼児期の即時型食物アレルギーは，加齢にともなう耐性獲得はわずかである。

問題21　食品の容器包装材についての記述である。**正しいもの**を一つ選びなさい。

(1)　鉄製缶詰容器は，内部のさび止めに亜鉛メッキが必要である。

(2)　ポリ塩化ビニールには，未反応単体や添加剤が含まれていない。

(3)　ガラス容器には，材質規格における溶出試験の規定がある。

(4)　熱可塑性プラスチックは，加熱で変形するが冷却すると形が元にもどる。

(5)　レトルトパウチは食品の長期保存に適さない。

問題22　環境汚染についての記述である。**正しいもの**を一つ選びなさい。

(1)　難分解性汚染物質は，脂溶性より水溶性のほうが生物濃縮されやすい。

(2) ダイオキシン類は，大気から多く摂取される。

(3) ポストハーベスト農薬は，日本では輸入食品への使用が認められていない。

(4) プラスチックの原料の可塑剤などの添加剤には，油に溶けやすいものが多い。

(5) 内部被ばくとは，体外の放射性物質の放射線を体内にまで受けることである。

問題23　食中毒原因菌についての記述である。**正しいも**のを一つ選びなさい。

(1) エルシニアは，芽胞形成菌である。

(2) リステリアは，低温発育性菌である。

(3) ウエルシュ菌は，少ない感染菌量で発症する菌である。

(4) 黄色ブドウ球菌は，水分活性0.80で発育する。

(5) 腸管出血性大腸菌は，食品中で毒素を産生する細菌である。

栄養と健康に関する科目

問題24　リポたんぱく質と疾患との関連についての記述である。**正しいものを一つ選びなさい。**

(1) 小腸で吸収された脂質や脂溶性の物質は，キロミクロンの成分となって血中に入って肝臓に運ばれる。

(2) 体内で合成された脂質は，リポたんぱく質の成分として血液中を移動する。

(3) 比重が高いVLDLとLDLは，脂質の輸送効率は高いが血流に乗りにくく，LDLは血管壁に付着しやすいので，動脈硬化の原因になりやすい。

(4) 比重の低いHDLは，血流に乗りやすく，血管壁に付着したリポたんぱく質を除去する働きを有する。

(5) リポたんぱく質の比重は，脂質の種類により変化しない。

問題25　高血圧症と食事との関連についての記述である。**正しいものを一つ選びなさい。**

(1) カリウム摂取量の増加は，高血圧を進行させる。

(2) カルシウム摂取量の増加は，高血圧の進行を防止することができる。

(3) 飲酒習慣(長期のアルコール摂取)は，高血圧の進行を防止することができる。

(4) 野菜・果物・海藻の摂取不足は，高血圧を進行させる。

(5) たんぱく質過剰摂取により生じた肥満は，高血圧

の進行に影響しない。

問題26　免疫と栄養についての記述である。**正しいもの**を一つ選びなさい。

(1) 体内に侵入してきたウイルスなどに感染して，抗原提示を受けて侵入した異物(非自己)の違いに対応した特異的な免疫作用を自然免疫という。

(2) 好中球などの貪食作用に代表されるような異物(非自己)に広く対応する非特異的な免疫作用を獲得免疫という。

(3) 獲得免疫は，抗体産生が関与する体液性免疫と，キラーT細胞やマクロファージが病原菌などに感染された細胞を直接攻撃する細胞性免疫に大別される。

(4) 免疫が正常に機能するためには，良好な栄養状態を保つことが必要で，とりわけ飽和脂肪酸は最重要栄養素である。

(5) 免疫が正常に機能するためには，エネルギー量の摂取不足は問題とならない。

問題27　栄養と健康についての記述である。**正しいもの**を一つ選びなさい。

(1) 同化反応は，複雑な分子からより単純な分子へ分解する反応である。

(2) 1型糖尿病は，生活習慣などと関連が深い糖尿病である。

(3) アレルゲンは，アレルギーを引き起こす物質である。

(4) 生物価は，摂取水と排泄水の比から算出される。

(5) 食事摂取基準における目安量は，生活習慣病の発症予防を目的としている。

問題28　栄養と健康についての記述である。**正しいもの**を一つ選びなさい。

(1) 乳糖不耐症は，ジペプチダーゼの欠損に起因する。

(2) 脂質の過剰摂取は，エネルギー摂取量が増大となり健康増進に寄与する。

(3) マラスムスは，乳幼児におけるたんぱく質過剰症である。

(4) ビタミンAは，肝臓と腎臓で水酸化を受けて活性型となる。

(5) ビタミンB_2は，過剰に摂取すると尿中に排泄される。

問題29　糖質代謝についての記述である。**正しいもの**を一つ選びなさい。

(1)　インスリンは，骨格筋細胞内への血中グルコースの取り込みを促進する。
(2)　アセチルCoAは，糖新生の基質として利用される。
(3)　乳酸は，クエン酸から産生される。
(4)　骨格筋では，グリコーゲンからグルコース（ブドウ糖）が産生される。
(5)　解糖系は，グルコースをアセチルCoAまで分解する反応系である。

問題30　食事改善のための食事摂取基準を活用したPDCAサイクルについての記述である。**正しいもの**を一つ選びなさい。
(1)　Pは，計画の実施である。
(2)　Dは，結果の検証である。
(3)　Cは，計画の再検討である。
(4)　Aは，検証結果に基づく改善である。
(5)　血液検査結果に基づき，食事改善計画を立案する。

令和4年度（第9回）
専門選択問題（食品開発部門）

食物学に関する科目

問題31　日本食品標準成分表2020年版（八訂）についての記述である。**正しいもの**を一つ選びなさい。
(1)　利用可能炭水化物（単糖当量）のエネルギー換算係数は，4 kcal/gである。
(2)　食塩相当量は，ナトリウム量に6.25を乗じて算出した値で示されている。
(3)　ビタミンEは，4種類のトコフェロールの合計値がトコフェロール当量として収載されている。
(4)　食物繊維のエネルギーは，AOAC.2011.25法による食物繊維総量（g）にエネルギー換算係数を乗じて算出する。
(5)　有機酸は，酢酸についてのみ，エネルギー産生成分と位置づけ，その量（g）にエネルギー換算係数を乗じて算出する。

問題32　食品の水分活性についての記述である。**誤っているもの**を一つ選びなさい。
(1)　ショ糖と食塩を食品に等量添加した場合，食塩の方が水分活性は高くなる。
(2)　食品を冷凍すると，自由水の割合が減少し水分活性は低下する。
(3)　非酵素的褐変反応は，水分活性が0.7〜0.8程度の時に最も反応しやすく，褐変は進行する。
(4)　単分子層吸着水は，多層吸着水よりも強く束縛されている。
(5)　水分活性が0.3以下になると，脂質は酸素や光によって酸化されやすくなる。

問題33　多糖類についての記述である。**正しいもの**を一つ選びなさい。
(1)　イヌリンは，アミノ糖が多数結合したもので，アルカリ性で糖と加熱するとゲル化する。
(2)　ペクチンの主要構造は，D-ガラクツロン酸がα-1,4結合した高分子で，カルボキシ基は部分的にメチルエステル化している。
(3)　コンニャクマンナンは，熱可逆性のゲルを形成する。
(4)　キチンは，ウロン酸よりなる酸性多糖であり，ゴボウなどに存在する。
(5)　アルギン酸は，紅藻類に存在し，酸性で糖と加熱するとゲル化する。

問題34　たんぱく質についての記述である。**正しいもの**を一つ選びなさい。
(1)　卵白に水を加えるとグロブリンが溶けないため白く濁るが，これに少量の食塩を加えると塩析を起こし沈殿する。
(2)　たんぱく質溶液は，等電点で電荷によるたんぱく質の反発力が最小となり，沈澱しやすくなる。
(3)　たんぱく質は加熱，凍結，乾燥などで沈澱や凝固，ゲル化などを起こすが，これはペプチド結合が切断されるためである。
(4)　たんぱく質の凝固温度は，溶液中のたんぱく質の濃度，pH，塩類濃度によっては変化しない。
(5)　熱変性した大豆たんぱく質を凝固させるのに2価イオンのCa^{2+}やMg^{2+}を加えるのは，それぞれのポリペプチド鎖のアミノ基どうしを結びつけるためである。

問題35　固形脂についての記述である。**誤っているもの**を一つ選びなさい。

(1)　バターやマーガリンのように一定以上の力により変形し，もとの形に戻らないような性質を不可逆性という。

(2)　ある油脂が所定の温度で固体脂と液体油をどのような割合で含むかを，固体脂の割合で表した値を固体脂指数という。

(3)　固体脂は，固化の条件，温度処理などによって複数の結晶構造を示すが，これを油脂結晶の多形という。

(4)　固形脂を空気と一緒に攪拌したとき，空気を細かい泡として包み込む性質をクリーミング性という。

(5)　固形脂がビスケットやクッキーにもろさや砕けやすさを与える性質をショートニング性という。

問題36　食品酵素についての記述である。**正しいもの**を一つ選びなさい。

(1)　グルコースイソメラーゼは，D-グルコースをショ糖に変換し甘味料の製造に用いられる。

(2)　乳脂肪にリパーゼを作用させるとバター様フレーバーが生成する。

(3)　リポキシゲナーゼは，飽和脂肪酸を酸化する酵素である。

(4)　かつお節の熟成中にプロテアーゼの作用で，5'-イノシン酸がつくられる。

(5)　ラクターゼは，乳糖を加水分解しD-グルコースとD-フルクトースにする酵素である。

問題37　アミノカルボニル反応についての記述である。**正しいもの**を一つ選びなさい。

(1)　生成する褐色色素は，メラニンである。

(2)　食品製造時に混入した鉄や銅などの金属は，反応の進行を抑制する。

(3)　アスパラギン酸やグルタミン酸などの酸性アミノ酸の反応性は高い。

(4)　水分活性0.4以下や0.8以上で，反応は起こりやすい。

(5)　パンを焼いたときの香りは，主に副反応であるストレッカー分解により生成する。

問題38　食品中の色素成分についての記述である。**正しいもの**を一つ選びなさい。

(1)　サフランのめしべに含まれる黄色色素のクルクミンは，水溶性のカロテノイド色素である。

(2)　イチゴジャムの退色は，クリサンテミンが加熱によって自動酸化し，褐変するために起こる。

(3)　冷凍野菜では，色の保持のために冷凍前にブランチングを行う。

(4)　紅茶の赤色色素のテアニンは，カテキン類がポリフェノールオキシダーゼにより酸化されて生成する。

(5)　ミオグロビンは，長時間空気に触れると，ポルフィリン環の鉄が酸化され灰褐色のメトミオクロモーゲンになる。

問題39　食品の香りについての記述である。**正しいもの**を一つ選びなさい。

(1)　ワサビをすりおろすと，アリイナーゼの作用によりイソチオシアネート類が生成する。

(2)　乾しいたけを水戻しすると，酵素反応により桂皮酸メチルが生成する。

(3)　野菜類の新鮮な緑の香りは，たんぱく質が分解して生成するアルデヒド類やアルコール類による。

(4)　ネギ属植物では，C-Sリアーゼの作用でスルフィドやジスルフィドなどの含硫揮発成分が発生する。

(5)　淡水魚の鮮度が低下すると，トリメチルアミンにより生臭いにおいが強くなる。

問題40　食品の味成分についての記述である。**正しいもの**を一つ選びなさい。

(1)　果糖水溶液は冷却するとフラノース型が増え，甘味が低下する。

(2)　オリゴ糖は，すべて甘味があり難消化性である。

(3)　グアニル酸（GMP）は，キノコ類の旨味として知られている。

(4)　トウガラシの辛味は，カプサンチンである。

(5)　ビールの苦味は，ホップに由来するポリフェノールである。

問題41　油脂の酸化についての記述である。**誤っているもの**を一つ選びなさい。

(1)　自動酸化は，飽和脂肪酸に生じたラジカルに酸素が反応して，ヒドロペルオキシドが生じて進行する。

(2)　光増感酸化は，光増感剤が活性酸素を生成し脂質を酸化して，ヒドロペルオキシドを生じて進行する。

(3)　大豆などに存在するリポキシゲナーゼは，油脂に作用してヒドロペルオキシドを生じる。

(4)　油脂ヒドロペルオキシドは，分解してアルデヒドやケトンなどを生じ，油脂の不快臭の原因となる。

(5)　天然抗酸化剤には，トコフェロールやセサモールなどがある。

問題42　食品の成分間相互作用についての記述である。正しいものを一つ選びなさい。

(1)　豆腐に含まれる脂質は，たんぱく質と結合しており加熱しても遊離しない。

(2)　かまぼこ製造にでんぷんが添加されるのは，弾力を小さくするためである。

(3)　脂質と複合体を形成したアミロースは，糊化しやすくなる。

(4)　手延そうめん製造で，重曹を塗布し貯蔵する工程を"厄"と呼ぶ。

(5)　増粘多糖類は，乳化物を不安定化させる。

問題43　食品機能についての記述である。誤っているものを一つ選びなさい。

(1)　活性酸素とは，エネルギーの高い酸素および酸素誘導体のことで，反応性が高い。

(2)　カルシウムの吸収を助けるものには，カゼインホスホペプチドやクエン酸リンゴ酸カルシウムなどがある。

(3)　イコサノイドとは，イコサポリエン酸より生成する生理活性物質である。

(4)　グリセミックインデックスとは，食後血圧の上昇度を示す指数のことである。

(5)　アンジオテンシンⅠ変換酵素の阻害作用を持つペプチドは，血圧の高めの方に適する成分である。

問題44　食品の物理的作用による加工法についての記述である。誤っているものを一つ選びなさい。

(1)　逆浸透膜を用いた濃縮は，加熱による濃縮より品質の劣化が少ない。

(2)　精留は，蒸留してくる成分をある温度範囲ごとに分ける蒸留方法である。

(3)　電気透析は，分離する物質の分子の大きさに基づいて分離する技術である。

(4)　食物油脂の抽出に用いられるヘキサンは，抽出後に蒸留により除去される。

(5)　天日乾燥は，品質が自然条件に左右されるという欠点がある。

問題45　米とその加工品についての記述である。正しいものを一つ選びなさい。

(1)　うるち米の性状は，乳白色をしており，もち米は，半透明のガラス状でうるち米より角張っている。

(2)　ジャポニカ種は，細長く断面はやや扁平であるが，インディカ種は，短粒径で断面は丸みを帯びている。

(3)　もみ米を搗精して精白米とする。

(4)　うるち米を製粉したものが白玉粉，もち米からのものは新粉，上新粉である。

(5)　ビーフンは，うるち米を水挽き，糊化後押し出し機によりめん線状に押しだし，加熱乾燥してつくる。

問題46　小麦とその加工品についての記述である。正しいものを一つ選びなさい。

(1)　ガラス質小麦と粉状質小麦では，粉状質小麦の方がたんぱく質含量が高い。

(2)　パスタ類は，中力粉を主な原料とする押し出しめんである。

(3)　小麦加工において重要な役割を果たすグルテンは，小麦たんぱく質であるグリアジンとグリシニンから形成される。

(4)　生麩は，グルテンを主原料としてもち粉などを加えて製造される。

(5)　製パン法において，あらかじめ液体中にイースト発酵生成物をつくり，小麦などを後から加えて混ねつして生地をつくる方法を中種法という。

問題47　豆加工品についての記述である。誤っているものを一つ選びなさい。

(1)　分離大豆たんぱく質から，エクストルーダーにより，繊維状の大豆たんぱく質ができる。

(2)　高野豆腐は，豆腐の冷凍変性によってできる。

(3)　あんは，糊化したでんぷん粒が変性したたんぱく質に囲われた，あん粒子よりできている。

(4)　練りあんとは，生あんやさらしあんに砂糖を加え練り上げたものである。

(5)　普通はるさめは，りょくとうよりつくられたものをいう。

問題48　海藻からの食物繊維の製造についての記述である。正しいものを一つ選びなさい。

(1)　寒天は，アマノリなどの緑藻類を原料として生成される。

(2)　カラギーナンは，褐藻類のテングサを原料として生成される。

(3)　アルギン酸は，紅藻類から酸性下で加熱抽出される水溶性の食物繊維である。

(4)　寒天は，海藻から製造したところてんを凍結・融解脱水することで製造される。

(5)　カラギーナンは，たんぱく質分解酵素の影響を受

けるため，果実のゼリー原料には使用されない。

問題49　果実類の加工品についての記述である。**正しい
もの**を一つ選びなさい。
(1)　プレザーブスタイルのジャムとは，果実組織の
原形をとどめないように加工されたものである。
(2)　成熟にともなう果実類の軟化は，ペクチン分解酵
素類の働きによる。
(3)　一般的な果実に存在するペクチンは，低メトキシ
ペクチンである。
(4)　渋柿を乾燥させると，カキタンニンが可溶化し脱
渋する。
(5)　果実や野菜類を加熱すると，ペクチンがβ-脱離
により重合し硬化する。

問題50　肉についての記述である。**誤っているもの**を一
つ選びなさい。
(1)　死後硬直が始まり，最もかたくなる最大死後硬直
に至る時間は，0〜4℃下，牛で24時間，豚で12時
間前後である。
(2)　死後硬直した肉が徐々に軟化することを解硬と
いう。
(3)　解硬の原因は，カルパインなどにより，Z線など
の構造やそれを構成するたんぱく質が切断，分解さ
れるからである。
(4)　と殺後の肉を0〜4℃で貯蔵すると熟成するが，
それに要する時間は牛では3〜5日，豚では10日前
後である。
(5)　食肉の熟成中には，たんぱく質の分解が進み，ア
ミノ酸やペプチドが増えて風味が増す。

問題51　鶏卵についての記述である。**正しいもの**を一つ
選びなさい。
(1)　卵白のオボムコイドは，ゆで加熱により凝固しや
すい。
(2)　卵黄は，卵白よりもアレルギーを起こしやすい。
(3)　鉄含量は，卵黄より卵白のほうが高い。
(4)　卵白のオボムチンは，泡沫安定性に寄与する。
(5)　卵黄の色素の主成分は，フラボノイド色素である。

問題52　甘味料についての記述である。**正しいもの**を一
つ選びなさい。
(1)　砂糖の原料のほとんどは，サトウキビの茎の搾汁
より精製される。
(2)　砂糖には含蜜糖と分蜜糖があり，それぞれグラ

ニュー糖と黒砂糖が代表的である。
(3)　水あめは，でんぷん糖の一種である。
(4)　上白糖には，固結防止と湿潤性を出すためにブド
ウ糖が加えられている。
(5)　異性化糖は，ブドウ糖と果糖の混合物で，結晶化
しやすいので粉糖として流通する。

問題53　しょうゆについての記述である。**誤っているも
の**を一つ選びなさい。
(1)　発酵・熟成が終わったもろみを搾ると，生揚げし
ょうゆ（生しょうゆ）が得られる。
(2)　市販されているしょうゆの約8割は，伝統的な本
醸造方式により製造されている。
(3)　日本農林規格（JAS）では，濃口しょうゆ，淡口
しょうゆ，たまりしょうゆ，再仕込みしょうゆ，白
の5種類に分類されている。
(4)　しょうゆの着色は，火入れによって淡くなる。
(5)　魚しょうゆは，魚介類を原料とするしょうゆ状の
発酵調味料で，いしる，ニョクマムなどがある。

問題54　青果物についての記述である。**正しいもの**を一
つ選びなさい。
(1)　出荷前に鮮度保持のため低温処理をすることを，
保冷という。
(2)　ハクサイは，低温で保存すると低温障害を起こす。
(3)　植物ホルモンの一種アセチレンガスは，果実の追
熟や鮮度低下に大きな影響がある。
(4)　追熟中に果物の呼吸量が急激に減少する現象を，
クライマクテリックライズという。
(5)　CA貯蔵は，貯蔵する青果物の周囲のガス組成を
強制的に変化させて，貯蔵性を高める方法である。

問題55　食品の包装と貯蔵についての記述である。**正し
いもの**を一つ選びなさい。
(1)　プラスチック容器は，ガラスビンや金属缶に比較
してガス・水蒸気バリア性にまさる。
(2)　ティンフリースチールは，鋼板にスズメッキした
ブリキより価格が安い。
(3)　エタノール蒸散剤は，アルコールがでんぷんの老
化を促進させる。
(4)　アルミは，食塩が多く含まれるトマトジュースの
缶に利用される。
(5)　レトルト食品は，食品を耐熱性の包装材に密封し
熱湯中で加熱殺菌したものである。

調理学に関する科目

問題56　高齢者向けの調理についての記述である。**誤っ**ているものを一つ選びなさい。

(1)　野菜は，細かく刻むと咀嚼しやすく，飲み込みやすくなる。

(2)　マッシュポテトに，マヨネーズを加えると食べやすくなる。

(3)　とんかつは，薄切り肉を重ねて使うと噛み切りやすくなる。

(4)　ミキサー食は，ゲル化剤でゼリー状にすると見た目がおいしそうになる。

(5)　にんじんは，加熱後に冷凍するとやわらかく，食べやすくなる。

問題57　食感改良剤についての記述である。**正しいもの**を一つ選びなさい。

(1)　ジェランガムは，介護食のとろみ調整食品に多く利用される。

(2)　高メトキシ(メトキシル)ペクチンは，低カロリージャムとして利用される。

(3)　カラギーナンゲルは，寒天ゲルとゼラチンゲルの中間的なテクスチャー特性を示す。

(4)　ゼラチンゼリーは，生のパイナップル果汁を添加するとかたくなる。

(5)　低分子化した寒天は，ゼリー状の料理に利用される。

問題58　魚介類の調理についての記述である。**誤って**いるものを一つ選びなさい。

(1)　煮魚をつくるときは，煮汁が沸騰してから魚肉を入れる。

(2)　魚を焼くときは，比較的安定な放射熱が得られる炭火が適している。

(3)　ムニエルをつくるときは，魚を牛乳につけることで焼き色がよくなる。

(4)　白身魚の煮付けには，赤身魚より濃い味付けが適している。

(5)　あらいをつくるときは，死後硬直中の魚肉を用いる。

問題59　でんぷんを含む食品の老化についての記述である。**正しいものの組合せ**を一つ選びなさい。

a．水分16%以下の食品は，老化しやすい。

b．糊化の程度が低いほど，老化しやすい。

c．0～5℃の冷蔵庫で食品を保存すると，老化しやすい。

d．砂糖を添加した食品は，老化しやすい。

(1)　aとb　　(2)　aとc　　(3)　aとd

(4)　bとc　　(5)　cとd

問題60　砂糖の調理に対する影響についての記述である。**誤っているもの**を一つ選びなさい。

(1)　バターケーキでは，脂肪の酸化を抑制する。

(2)　卵白を泡立てる前に砂糖を加えると，きめの細かい泡のメレンゲとなる。

(3)　きんとんでは，粘りやつやを出す。

(4)　寒天ゾルでは，ゲル化温度が高まる。

(5)　カスタードプディングでは，すだちを起こりにくくする。

令和4年度（第9回）
専門選択問題（食品流通・サービス部門）

調理学に関する科目

問題31　高齢者向けの調理についての記述である。**誤っ**ているものを一つ選びなさい。

(1)　野菜は，細かく刻むと咀嚼しやすく，飲み込みやすくなる。

(2)　マッシュポテトに，マヨネーズを加えると食べや

すくなる。

(3)　とんかつは，薄切り肉を重ねて使うと噛み切りやすくなる。

(4)　ミキサー食は，ゲル化剤でゼリー状にすると見た目がおいしそうになる。

(5)　にんじんは，加熱後に冷凍するとやわらかく，食べやすくなる。

問題32　食感改良剤についての記述である。**正しいもの**を一つ選びなさい。

(1)　ジェランガムは，介護食のとろみ調整食品に多く利用される。

(2)　高メトキシ（メトキシル）ペクチンは，低カロリージャムとして利用される。

(3)　カラギーナンゲルは，寒天ゲルとゼラチンゲルの中間的なテクスチャー特性を示す。

(4)　ゼラチンゼリーは，生のパイナップル果汁を添加するとかたくなる。

(5)　低分子化した寒天は，ゼリー状の料理に利用される。

問題33　魚介類の調理についての記述である。**誤っているもの**を一つ選びなさい。

(1)　煮魚をつくるときは，煮汁が沸騰してから魚肉を入れる。

(2)　魚を焼くときは，比較的安定な放射熱が得られる炭火が適している。

(3)　ムニエルをつくるときは，魚を牛乳につけることで焼き色がよくなる。

(4)　白身魚の煮付けには，赤身魚より濃い味付けが適している。

(5)　あらいをつくるときは，死後硬直中の魚肉を用いる。

問題34　でんぷんを含む食品の老化についての記述である。**正しいものの組合せ**を一つ選びなさい。

a．水分16％以下の食品は，老化しやすい。

b．糊化の程度が低いほど，老化しやすい。

c．0〜5℃の冷蔵庫で食品を保存すると，老化しやすい。

d．砂糖を添加した食品は，老化しやすい。

(1)　aとb　　(2)　aとc　　(3)　aとd

(4)　bとc　　(5)　cとd

問題35　砂糖の調理に対する影響についての記述である。**誤っているもの**を一つ選びなさい。

(1)　バターケーキでは，脂肪の酸化を抑制する。

(2)　卵白を泡立てる前に砂糖を加えると，きめの細かい泡のメレンゲとなる。

(3)　きんとんでは，粘りやつやを出す。

(4)　寒天ゾルでは，ゲル化温度が高まる。

(5)　カスタードプディングでは，すだちを起こりにくくする。

問題36　卵の調理についての記述である。**誤っているもの**を一つ選びなさい。

(1)　温泉卵は，卵の中心を約70℃に30分間保つ。

(2)　ゆで卵を古い卵でつくると，卵黄のまわりが暗緑色になりやすい。

(3)　ポーチドエッグを古い卵でつくると，卵白の凝固がはやい。

(4)　新鮮な卵白は泡立ちにくいが，泡の安定性はよい。

(5)　卵白に少量のレモン汁を加えると，泡立ちやすくなる。

問題37　煮豆の調理についての記述である。**誤っているもの**を一つ選びなさい。

(1)　あずきは，加熱前に十分に吸水させるとよい。

(2)　豆に約0.3％の重曹を加えて煮ると，軟化がはやい。

(3)　渋切りは，あずきやささげのアク成分を除く作業である。

(4)　黒豆は，鉄鍋で煮ると安定した黒色になる。

(5)　圧力鍋で煮た豆は，ねっとり感がある。

問題38　牛乳についての記述である。**誤っているもの**を一つ選びなさい。

(1)　魚を牛乳に浸しておくと，生臭みが薄らぐ。

(2)　寒天ゼリーでは，牛乳含量が多いほどかたさが減少する。

(3)　65℃以上に加熱すると，液面に皮膜が形成される。

(4)　カスタードプディングのゲル強度は，牛乳と卵の相互作用により増加する。

(5)　じゃがいもは，牛乳中で煮ると，水煮に比べてやわらかくなる。

問題39　いも類の調理についての記述である。**正しいもの**を一つ選びなさい。

(1)　マッシュポテトは，冷めてから裏ごしする。

(2)　きんとんは，さつまいもをみょうばんで下処理すると，黄色が固定される。

(3)　さつまいもは，蒸し加熱より電子レンジ加熱の方が甘味が強くなる。

(4)　じゃがいもは，食酢液中で煮ると，ホクホクした食感になる。

(5)　さといもは，食塩水で下処理すると，ふきこぼれやすくなる。

問題40　うるち米の炊飯過程についての記述である。**誤**

っているものを一つ選びなさい。

(1)　洗米では，米重量の約10%の水を吸収する。

(2)　加水量は，米重量に対して約1.5倍を目安とする。

(3)　冬場の浸漬時間は，約30分間である。

(4)　米を十分糊化するための加熱時間は，沸騰してから20分必要である。

(5)　蒸らしは，消火後ふたを開けずに10〜15分間放置する。

食品の流通・消費に関する科目

問題41　食品ロスについての記述である。**誤っているもの**を一つ選びなさい。

(1)　我が国の食品ロスの発生量は，年間500万〜800万トンと推定される。

(2)　袋めんの賞味期限は，6か月から8か月に延長した。

(3)　カップめんの賞味期限は，5か月から6か月に延長した。

(4)　レトルトカレーの賞味期限は，2年から3年に延長した。

(5)　店舗への納品期限は，賞味期限の2分の1以上から3分の1以上に緩和した。

問題42　食品流通の安全確保についての記述である。**誤っているもの**を一つ選びなさい。

(1)　CFP（Carbon Footprint of Products）とは，「CO_2の見える化」の代表的取り組みである。

(2)　GAP（Good Agricultural Practice）とは，原料の受入から最終製品までの工程における管理システムのことである。

(3)　容器包装された加工食品には，特定原材料を使用した旨の表示が義務づけられている。

(4)　企業の社会的責任は，法令遵守だけではない。

(5)　厚生労働省は，原則すべての農薬，飼料添加物，動物用医薬品について残留基準を設定している。

問題43　主要食品の流通についての記述である。**正しいもの**を一つ選びなさい。

(1)　食用油脂は，植物油脂と動物油脂の2つに区分される。

(2)　納豆の主原料である納豆適性の高い大豆は，約8〜9割が国産品である。

(3)　選果の等級区分は，形や色などの外観的品質や糖度などで区分される。

(4)　米の食料自給率は，消費量の長期的減少傾向により低下している。

(5)　定温（恒温）流通とは，コールドチェーンのことである。

問題44　外食産業の業種・業態についての記述である。**正しいもの**を一つ選びなさい。

(1)　業態とは，主に販売しているメニューによる区分を指す言葉である。

(2)　業種とは，経営や運営の方法による区分を指す言葉である。

(3)　ファストフードの客単価は，800円〜1,000円が目安である。

(4)　商業統計の基準では，ファミリーレストランの席数は80席以上である。

(5)　カジュアルレストランのサービス方式は，セルフサービスが一般的である。

問題45　消費者の食品消費の変化についての記述である。**正しいもの**を一つ選びなさい。

(1)　パン類，めん類の年間1世帯当たりの消費量は，2000年以降，増加傾向にある。

(2)　卵類の摂取量は，1975年以降，安定している。

(3)　飲食料の最終消費額に占める加工食品の支出割合は，2000年以降，約8割である。

(4)　戦後のPFC比率は，たんぱく質の割合が増加している。

(5)　野菜の摂取量は，近年，健康志向のなかですべての年齢層で増加している。

問題46　食品の小売流通についての記述である。**正しいもの**を一つ選びなさい。

(1)　商店街は，ショッピングセンターの一種である。

(2)　食品スーパーマーケットは，商業統計調査で取扱商品の80%以上が食品であることとしている。

(3)　専門店は，商業統計調査である専門取扱商品の比率が80%以上を占める業態としている。

(4)　コンビニエンスストアの営業時間は，商業統計調査で1日16時間以上としている。

(5)　生協（CO-OP）は，総合スーパーマーケットの一種である。

問題47　マーケティングの理論についての記述である。**誤っているもの**を一つ選びなさい。

(1) 4Pは，1960年代の大量生産・大量消費を前提とした考え方である。

(2) 4CにおけるCustomer Costは，4PのPlaceを顧客視点から捉えたものである。

(3) プロダクト・アウトは，現在でもマーケット・インとともに重要な考え方である。

(4) プッシュ戦略は，食品製造業者が流通業者に対し積極的な販売促進を促す戦略である。

(5) プル戦略は，消費者が指名買いをするように仕向ける戦略である。

問題48 食料品アクセス問題についての記述である。**誤っているもの**を一つ選びなさい。

(1) 食料品アクセス問題は，買物難民，買物弱者問題ともいわれる。

(2) 食料品アクセス問題の大きな要因の一つは，食料品店の減少である。

(3) 食料品アクセス問題は，食料品店の少ない農村部での問題であり，都市部では特に問題ない。

(4) 宅配サービスは，食料品アクセス問題の解決に向けて盛んに行われるようになった。

(5) コミュニティバスの運行を食料品アクセス問題の解決手段として活用している市町村もある。

問題49 食市場についての記述である。**正しいもの**を一つ選びなさい。

(1) 食の外部化とは，輸入食品が増加することをいう。

(2) 食市場の変遷は，内食市場，中食市場，外食市場の順に登場してきた。

(3) 嗜好食品とは，栄養摂取を目的に味覚や嗅覚などを楽しむ食品である。

(4) 我が国のPFC比率は，1980年頃，適正な栄養バランスを崩していた。

(5) 冷凍食品は，1970年代以降，一般家庭にも浸透するようになった。

問題50 食品の価格理論についての記述である。**誤っているもの**を一つ選びなさい。

(1) 需要曲線は，右に行くほど下がる。

(2) 供給曲線は，右に行くほど上がる。

(3) 需要曲線と供給曲線が一致（交差）するときの価格が，生産者価格である。

(4) 所得弾性値は，負の値をとることもある。

(5) 弾力性が大きい（弾力的）とは，需要量が変化しやすいということである。

フードコーディネート論

問題51 和食器についての記述である。**正しいもの**を一つ選びなさい。

(1) 砥部は，六古窯の一つである。

(2) 曲げわっぱは，ガラスの器として代表的なものである。

(3) 漆器は，ジャパンという名称で知られている。

(4) 使いやすい箸の重さは，50g前後である。

(5) 瀬戸焼は，柿右衛門様式が有名である。

問題52 ワインサービスとマナーについての記述である。**正しいもの**を一つ選びなさい。

(1) 食前酒は，ポートワインなどがサービスされる。

(2) 魚料理には常温の赤ワイン，肉料理には冷やした赤ワインが用いられる。

(3) ワインのテイスティングとは，開栓前に行うラベルの確認作業のことである。

(4) ワインは，コースの最後のコーヒーが出るまで飲んでよい。

(5) グラスに注ぐワインの量は，グラスの1/5量を目安とする。

問題53 マネジメント評価の5つの満足についての記述である。**誤っているもの**を一つ選びなさい。

(1) CS：Customer Satisfaction：顧客満足

(2) CS：Client Satisfaction：契約先満足

(3) CS：CEO（Chief Executive Officer）Satisfaction：最高経営責任者満足

(4) ES：Employee Satisfaction：従業員満足

(5) SS：Stakeholder Satisfaction：利害関係者満足

問題54 フードサービスにおける支出費用についての記述である。**正しいもの**を一つ選びなさい。

(1) 原価とは，店舗造作，設備にかかった費用のことである。

(2) 人件費には，旅費交通費や健康保険料は含まれない。

(3) 販売費および一般管理費には，支払い金利や減価償却費は含まれない。

(4) 直接経費とは，原材料費のことである。

(5) FLコスト（Food & Labor cost）は，売上げ高の60%以下に収めることが望ましい。

問題55　日本料理様式についての記述である。**正しいも**のを一つ選びなさい。

(1)　日本料理のおかず（菜）の数は，奇数が一般的慣習である。

(2)　膾は，会席料理において「平」と呼ばれる。

(3)　茶懐石料理は，最後に飯・汁・向付を出すことが特徴である。

(4)　今日の一般的な宴会の献立形式は，普茶料理の形式である。

(5)　精進料理では，だしに昆布，かつお節，煮干しなどを使う。

問題56　主食の分布地域についての記述である。**正しい**ものを一つ選びなさい。

(1)　小麦，大麦，とうもろこし，ライ麦など
　　　　　　　　―――――熱帯地域

(2)　雑穀―――――東南アジア，日本

(3)　米―――――南北アメリカ，ヨーロッパ，中国

(4)　さつまいも，ヤムイモ，タロイモ
　　　　　　　　―――――インド，南アメリカ

(5)　じゃがいもと麦類の複合
　　　　　　　　―――――亜寒帯のヨーロッパ

問題57　食事文化についての記述である。**正しいものの組合せ**を一つ選びなさい。

　a．日常の食事をハレの食事，特別な日の食事をケの食事という。

　b．スローフード運動は，フランスで始まった。

　c．ヌーベルキュイジーヌは，伝統的なフランス料理に新しい素材や調理法を取り入れた料理である。

　d．エスニック料理は，「民族料理」という意味である。

(1)　aとb　　(2)　aとc　　(3)　aとd

(4)　bとc　　(5)　cとd

問題58　日本の食事の歴史についての記述である。**正しいもの**を一つ選びなさい。

(1)　懐石料理は，茶道の普及に伴い鎌倉時代に確立された。

(2)　会席料理は，町人の寄り合いの料理屋で明治時代に広まった。

(3)　本膳料理は，日本料理の供応形式の原型となり，室町時代に確立された。

(4)　南蛮料理は，スペイン人により飛鳥時代に伝来した。

(5)　精進料理は，仏教が伝来した安土・桃山時代に確立された。

問題59　食事空間のコーディネートについての記述である。**誤っているもの**を一つ選びなさい。

(1)　ファストフードでは，回転数を高めるために，椅子は長時間座りにくいものを選定する。

(2)　天井や壁は明度の低い暗い色，床は明度の高い明るい色が，落ち着き好まれる。

(3)　料理やディスプレイをひきたてるには，集光形の直接照明が適する。

(4)　プラン作成には，イメージスケールにあわせて写真や絵などを利用するとよい。

(5)　店舗の看板は，集客を高める大事な要素である。

問題60　食企画についての記述である。**誤っているもの**を一つ選びなさい。

(1)　食企画のクライアントは，食品メーカー，食品流通業，外食産業などの業務者や生産業者が多い。

(2)　食企画のコーディネーターには，依頼者（クライアント）や，連携する専門家とのコミュニケーション能力が不可欠である。

(3)　食企画のコーディネーターは，5W（who）（when）（where）（what）（why），1H（how）を迅速に把握しなければならない。

(4)　食企画のコーディネーターがクライアントに企画提案する際には，プレゼンテーション能力が求められる。

(5)　食企画のコーディネーターがクライアントの情報を的確に収集するために，ヒアリングシートなどが用いられる。

■編　者

公益社団法人　日本フードスペシャリスト協会

〔事務局〕

〒170-0004　東京都豊島区北大塚2-20-4
　　　　　　橋義ビル4階
　　　　　　TEL　03-3940-3388
　　　　　　FAX　03-3940-3389

フードスペシャリスト資格認定試験過去問題集　2024年版

2024年（令和6年）2月20日　初版発行

編　者　（公社）日本フード
　　　　　スペシャリスト協会
発行者　筑　紫　和　男
発行所　株式会社 建帛社
　　　　KENPAKUSHA

〒112-0011　東京都文京区千石4丁目2番15号
　　　　　TEL（03）3944-2611
　　　　　FAX（03）3946-4377
　　　　　https://www.kenpakusha.co.jp/

令和5年度　フードスペシャリスト資格認定試験解答用紙

養成機関コード

受験番号

フリガナ	
氏　名	

《注意事項》

1. 養成機関コード(学校コード)、受験番号は □ の中に数字を記入し該当するマークを塗りつぶすこと。
2. マークは必ずHBの鉛筆を使用し、下記(良い例)のように塗りつぶすこと。
3. 決められた記入及びマーク欄以外には、何も記入しないこと。
4. マークを訂正するときは、プラスチックの消しゴムできれいに消し、消しくずを残さないこと。
5. 用紙を汚したり、折り曲げたりしないこと。

マークの仕方　（良い例）　（悪い例）　うすい　細い　短い　はみ出し　ななめ　外側だけ

科目	問	解　答　欄				
フードスペシャリスト論	1	①	②	③	④	⑤
	2	①	②	③	④	⑤
	3	①	②	③	④	⑤
	4	①	②	③	④	⑤
	5	①	②	③	④	⑤
	6	①	②	③	④	⑤
食品の官能評価・鑑別論	7	①	②	③	④	⑤
	8	①	②	③	④	⑤
	9	①	②	③	④	⑤
	10	①	②	③	④	⑤
	11	①	②	③	④	⑤
	12	①	②	③	④	⑤
	13	①	②	③	④	⑤
	14	①	②	③	④	⑤
	15	①	②	③	④	⑤
食品の安全性に関する科目	16	①	②	③	④	⑤
	17	①	②	③	④	⑤
	18	①	②	③	④	⑤
	19	①	②	③	④	⑤
	20	①	②	③	④	⑤
	21	①	②	③	④	⑤
	22	①	②	③	④	⑤
	23	①	②	③	④	⑤
栄養と健康に関する科目	24	①	②	③	④	⑤
	25	①	②	③	④	⑤
	26	①	②	③	④	⑤
	27	①	②	③	④	⑤
	28	①	②	③	④	⑤
	29	①	②	③	④	⑤
	30	①	②	③	④	⑤

科目	問	解　答　欄				
食物学に関する科目	31	①	②	③	④	⑤
	32	①	②	③	④	⑤
	33	①	②	③	④	⑤
	34	①	②	③	④	⑤
	35	①	②	③	④	⑤
	36	①	②	③	④	⑤
	37	①	②	③	④	⑤
	38	①	②	③	④	⑤
	39	①	②	③	④	⑤
調理学に関する科目	40	①	②	③	④	⑤
	41	①	②	③	④	⑤
	42	①	②	③	④	⑤
	43	①	②	③	④	⑤
	44	①	②	③	④	⑤
	45	①	②	③	④	⑤
	46	①	②	③	④	⑤
食品流通・消費に関する科目	47	①	②	③	④	⑤
	48	①	②	③	④	⑤
	49	①	②	③	④	⑤
	50	①	②	③	④	⑤
	51	①	②	③	④	⑤
	52	①	②	③	④	⑤
	53	①	②	③	④	⑤
フードコーディネート論	54	①	②	③	④	⑤
	55	①	②	③	④	⑤
	56	①	②	③	④	⑤
	57	①	②	③	④	⑤
	58	①	②	③	④	⑤
	59	①	②	③	④	⑤
	60	①	②	③	④	⑤

令和元（2019）年度〜令和5（2023）年度実施分

フードスペシャリスト資格認定試験過去問題集

解答

令和5年度　専門フードスペシャリスト資格認定試験　解答付

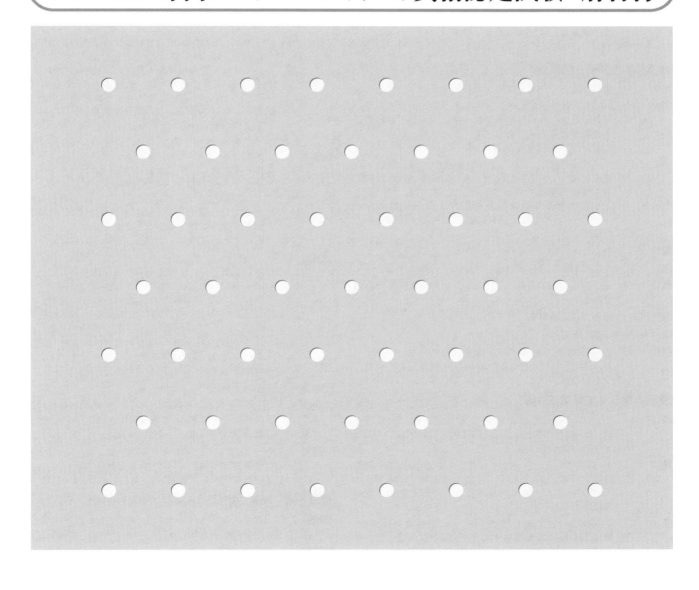

令和5年度 (第25回) フードスペシャリスト資格認定試験【解答】

問題番号	解答	解説
●フードスペシャリスト論		
問題1	（1）	立ち入り検査や指導ができるのは食品衛生監視員である
問題2	（3）	(1) 食品の腐敗を遅らせ保存性を高めることを主目的として食品の加工を始めた／(2) 最も古い加工技術は乾燥で1万年以上前に行われていたとされる／(4) 酢は，酒つくりとほぼ同時期につくられていたと考えられている／(5) 1900年代に米国でジャム加工用のイチゴを冷凍したのが始まりとされるが，一般に普及したのは1960年代以降である
問題3	（2）	(1) 食法は，食事内容のほかにも精神文化や宗教的規範とも関連している／(3) ナイフ・フォーク食がヨーロッパの庶民に広がったのは，18世紀以降とされる／(4) 多くの宗教で特定の食物の禁忌がある／(5) ハラールは，豚肉不使用とともに，他の畜肉も戒律に従った方法で屠殺したものであること，その他イスラム法に則った食物であることを示す認証である
問題4	（4）	(1) 朝菜・夕菜の一日2回食／(2) 朝食と夕食の一日2回食／(3) 階層の高い公家，僧侶，武士などで，一日3回食が始まったといわれるが，庶民にまでは広がっていなかった／(5) 明治時代より前の江戸時代中期に一日3回食が一般化した
問題5	（3）	家庭での食品ロスが多いのは，野菜類と果実類である
問題6	（4）	疾病に罹患していない者を対象としており，未成年者，妊産婦，授乳婦は対象としていない
●食品の官能評価・鑑別論		
問題7	（5）	臭気が入らないように陽圧で換気する
問題8	（1）	c. 2点識別試験法は，どちらが甘いか，どちらがかたいかなど，その刺激の量的な違いについて客観順位を判断させる方法である／d. 評点法は，試料間の差を絶対的に比較する方法である
問題9	（4）	(1) MA包装では，袋内を低酸素濃度，高二酸化炭素濃度に保つ／(2) 温くんは，30〜80℃で3〜8時間でくん煙する方法である／(3) チルドは，0℃付近（5〜−5℃）の温度帯で食品を保存する方法である／(5) ジャガイモでは，発芽抑制の目的でγ照射が利用されている
問題10	（5）	ハルサメでなく，オートミール
問題11	（1）	皮層部が厚く芯部が発達しているものはよくない
問題12	（5）	a. 素干し品である／c. ニシンの卵を塩蔵したものである
問題13	（5）	豚腸が用いられる
問題14	（2）	小さくなっていく
問題15	（3）	(1) 不発酵茶である／(2) 茶葉の大きさにもとづいている／(4) ビタミンCは0である／(5) 摘み残しの硬葉でつくった煎茶
●食品の安全性に関する科目		
問題16	（4）	(1) コレラは三類感染症／(2) 細菌性赤痢は三類感染症／(3) 腸管出血性大腸菌感染症は三類感染症／(5) 腸チフスは三類感染症
問題17	（5）	(1) 終宿主は，クジラやイルカである／(2) 胃壁や腸壁に穿入する／(3) 60℃で1分以上の加熱で死滅する／(4) サバ，アジ，スルメイカなど海産魚介類の生食が感染源
問題18	（5）	(1) pH7.0付近で最も増殖する／(2) 偏性嫌気性菌は，酸素がない環境で増殖する／(3) 独立栄養細菌は，無機物のみで増殖できる／(4) 自由水を利用している
問題19	（4）	一般衛生管理プログラムとして実施する
問題20	（3）	(1) 哺乳動物の腸管内／(2) 海水／(4) ヒトや動物の体表面や粘膜／(5) 土壌，埃
問題21	（3）	(1)・(2)・(4)・(5)は，一括名による表示ができる
問題22	（5）	(1) フグの毒は，テトロドトキシンである／(2) イシナギの肝臓には，ビタミンAが多量に含まれる／(3) スイセンには，リコリンが含まれる／(4) 毒きのこの有毒成分は，種固有である
問題23	（4）	(1) まな板などの調理器具を介した二次汚染の原因となる／(2) 微生物の増殖を抑制する／(3) 野菜の日持ちを低下させる／(5) 抗菌作用がある
●栄養と健康に関する科目		
問題24	（5）	(1) 脂肪酸ではなく，グルコース。食欲は，摂食中枢のグルコース感受性ニューロン（空腹ニューロン）により引き起こされる／(2) 摂食中枢ではなく，満腹中枢。食欲は，満腹中枢のグルコース感受性ニューロン（満腹ニューロン）により抑制される／(3) 食欲は，胃や消化管で分泌されるグレリンにより亢進される／(4) 食欲は，脂肪細胞から分泌されるレプチンにより抑制される
問題25	（1）	(2) 汎用的に用いられるのは，化学的な評価法（アミノ酸スコア）である／(3) 生物学的なたんぱく質の評価法は，生物価（BV）と正味たんぱく質利用効率（NPU）である／(4) ヒトの必要な必須アミノ酸組成と比較して最も不足しているアミノ酸の割合で示されるのは，生物価ではなく，化学価である。生物価（BV）は，窒素出納を実測する生物学的な方法で判定されるものである／(5) 正味たんぱく質利用効率（NPU）は，摂取窒素量に対する体内保留窒素量の割合として示されている。吸収窒素量に対する体内保留窒素量の割合として示されているのは，生物価（BV）である
問題26	（4）	妊娠前から，「バランスの良い食事をしっかりとる」ことを基本に，「「主食」を中心に，エネルギーをしっかりと」摂取し，「不足しがちなビタミン・ミネラルを，「副菜」でたっぷりと」摂り，「「主菜」を組み合わせてたんぱく質を十分に」摂取して，「乳製品，緑黄色野菜，豆類，小魚などでカルシウムを十分に」摂ることとしている
問題27	（5）	(1) 日内リズム（サーカディアンリズム）は，1日24時間を単位として繰り返される生体リズムであり，睡眠・覚醒，体温など多くの生理機能が日内リズムで変動する／(2) 多様化した社会における「健康」の考えには，疾病がある状態は含まれる／(3)「健康日本21（第三次）」の基本方針には，社会環境の整備・改善は含まれる／(4) 健康な状態ではホメオスタシスは維持されており，何らかの要因によりホメオスタシスが破綻すると疾病の発症につながる
問題28	（1）	健康増進法である
問題29	（2）	(1) 糖尿病の評価指標である／(3) 動脈硬化性疾患の評価指標である／(4) 腎臓疾患の評価指標である／(5) 動脈硬化性疾患の評価指標である
問題30	（5）	(1) HDLコレステロールは低い時／(2) 1〜2か月前の血糖値と相関／(3) カリウムを摂取する／(4) エネルギー収支バランスの判定には，体重変化とBMIを用いる
●食物学に関する科目		
問題31	（2）	食品のエネルギー値は，原則としてFAO/INFOODSの推奨する方法に準じている
問題32	（2）	(1) 卵殻部，卵白部，卵黄部の重量割合は10%，60%，

問題番号	解答	解　　説
		30％である／(3) 貯蔵中に気孔からCO_2が放出され，pHは上昇する（産卵直後は約7.5であるが約9.5に上昇）／(4) LL，L，M，MS，S，SSの6段階にグループ分けされている／(5) かたくゲル化する温度は卵白で80℃，卵黄で75℃であり，この特性は温泉卵の製造に使われている
問題33	(4)	鉄ではなくマグネシウムである
問題34	(4)	約30％→大部分
問題35	(2)	乳酸菌→酢酸菌
問題36	(3)	(1) 加水分解は，化学的作用／(2) 蒸留は，物理的作用／(4) バイオリアクターは，生物的作用／(5) 加熱は，物理的作用
問題37	(5)	(1) 一番多い成分組成は，炭水化物である／(2) うるち米のでんぷんは，アミロース15〜25％，アミロペクチンが65〜80％で構成されている／(3) 米たんぱく質の第一制限アミノ酸は，リジン（リシン）である／(4) 米の胚芽やぬかに脂質が多く含まれる
問題38	(4)	(1) 食肉となるのは骨格筋である／(2) 食肉の色に関係する主要なたんぱく質は，ミオグロビンである／(3) コラーゲンを水中で加熱すると，ゼラチン化する／(5) 牛で24時間，豚で12時間，鶏では2〜3時間である
問題39	(5)	「ストレス」「睡眠」などの表示が可能なのは機能性表示食品である

●調理学に関する科目

問題番号	解答	解　　説
問題40	(5)	(1) あずきは，加熱前には吸水させない／(2) 野菜類は，食塩水につけるとしんなりする／(3) あさりは，海水程度の食塩水につけて砂をはかせる／(4) 切り干し大根は，水に浸漬すると約4〜5倍の重量になる
問題41	(3)	(1) 放射ではなく，伝導で伝わる／(2) 揚げ操作は，乾式加熱である／(4) 真空調理では，58℃以上で加熱する／(5) 過熱水蒸気加熱は，低酸素雰囲気で加熱するので，酸化されにくい
問題42	(2)	(1) クロロフィルは，酸性下ではフェオフィチンになり退色する／(3) 牛乳中で煮ると，水煮よりもかたくなる／(4) パイナップルのたんぱく質分解酵素はブロメリンで，肉の軟化に使われる／(5) 高メトキシ（メトキシル）ペクチンは，糖と酸の存在下でゲル化する
問題43	(4)	肉の収縮を抑えるには，肉の繊維に直角に切り込みを入れる
問題44	(4)	卵白の凝固ははやくなる
問題45	(5)	(1) あらいには，鯉，鯛，すずきなどを用いる／(2) しめさばでは，塩じめ後に酢じめをする／(3) 赤身魚は，うま味とにおいが強いので，濃い味つけで煮る／(4) 蒸し物には，淡白な白身の魚が向いている
問題46	(4)	食品の水分活性を低下させ，浸透圧を高くして微生物の生育を抑える

●食品の流通・消費に関する科目

問題番号	解答	解　　説
問題47	(4)	牛肉のほか，米類も義務化されている
問題48	(3)	マーケット・インの考え方である
問題49	(1)	(2) 4〜6割である／(3) 追熟を抑制し，長期の保存・出荷を可能にする／(4) 60歳以上は多い傾向である／(5) これは「等級」区分のことである
問題50	(5)	(1) 家庭内または家庭外（弁当として職場や学校など）で食する食事形態である／(2) 外食店外で食するのは中食である／(3) テイクアウト商品などともいわれる／(4) 中食は軽減税率が適用され8％である
問題51	(3)	(1) 食事に関する家事を外食と中食に置き換えることである／(2) （外食支出＋中食支出）÷食料支出で算出される／(4) 低くなる傾向が見られる／(5) 世帯構造の変化，ライフスタイルの変化，多様な外食店の登場，中食商品のバラエティ化，食情報の普及などがあげられる
問題52	(2) または (4)	(1) 米の消費減少に代わって増えたのは油脂，畜産物／(3) 調理食品の増加に伴い，それに含まれる米の消費は増加している／(5) 1996年のピーク以降，減少傾向にある
問題53	(5)	卸売流通の役割ではあるが，卸売市場の機能ではない

●フードコーディネート論

問題番号	解答	解　　説
問題54	(3)	(1) 右側が最上席である／(2) 時代に即して変わることがある／(4) 宮中晩餐会や公式儀礼，結婚式のような特別の目的を持つ多人数の会食で用いられる／(5) 式典・行事・会合では，席次を含めて相手の社会的立場を序列によって表現する
問題55	(1)	(2) 店舗面積（坪数）×1.3である／(3) 7〜10％程度に抑えることが望ましい／(4) 年間売上げ高の2分の1以下に抑えることが望ましい／(5) 売上げ高は，「客席数×満席率×客席回転率×客単価」である
問題56	(4)	(1) 武士の儀式料理で，現在の食事メニューの基本である／(2) 茶の湯の席（茶事）において出される食事である／(3) 今日の一般的な宴会の献立形式である／(5) 日本風に同化された中国料理である
問題57	(5)	スローフード運動は，イタリアのピエモンテで起こった
問題58	(4)	七五三には，千歳飴を食べる習慣がある
問題59	(5)	(1) 汚染作業区域である／(2) 汚染作業区域である／(3) 非汚染作業区域である／(4) 汚染作業区域である
問題60	(1)	企画，調整，実行するのがコーディネーターである

3

フードスペシャリスト資格認定試験（令和元(2019)年度〜令和5(2023)年度実施分）
分野別過去問題【解答】

1　フードスペシャリスト論

問題番号	解答	解　説
●令和5年度 (第25回)		
問題1	（1）	立ち入り検査や指導ができるのは食品衛生監視員である
問題2	（3）	(1) 食品の腐敗を遅らせ保存性を高めることを主目的として食品の加工を始めた／(2) 最も古い加工技術は乾燥で1万年以上前に行われていたとされる／(4) 酢は，酒つくりとほぼ同時期につくられていたと考えられている／(5) 1900年代に米国でジャム加工用のイチゴを冷凍したのが始まりとされるが，一般に普及したのは1960年代以降である
問題3	（2）	(1) 食法は，食事内容のほかにも精神文化や宗教的規範とも関連している／(3) ナイフ・フォーク食がヨーロッパの庶民に広がったのは，18世紀以降とされる／(4) 多くの宗教で特定の食物の禁忌がある／(5) ハラールは，豚肉不使用とともに，他の畜肉も戒律に従った方法で屠殺したものであること，その他イスラム法に則った食物であることを示す認証である
問題4	（4）	(1) 朝菜・夕菜の一日2回食／(2) 朝食と夕食の一日2回食／(3) 階層の高い公家，僧侶，武士などで，一日3回食が始まったといわれるが，庶民にまでは広がっていなかった／(5) 明治時代より前の江戸時代中期に一日3回食が一般化した
問題5	（3）	家庭での食品ロスが多いのは，野菜類と果実類である
問題6	（4）	疾病に罹患していない者を対象としており，未成年者，妊産婦，授乳婦は対象としていない
●令和4年度 (第24回)		
問題1	（3）	(1) 健康的な食生活の普及・啓発はフードスペシャリストの果たすべき役割である／(2) 企業の責務である法令遵守のためには，法令や表示制度を熟知している必要がある／(4) 食品産業従事者として高い倫理意識を持つ必要がある／(5) むだのない食料供給や消費の推進者となるべく努めなくてはならない
問題2	（4）	1万2千年前に長江流域で陸稲栽培が起こり，その後6千年前に水稲栽培が始まった
問題3	（3）	(1) 手食は現在でも多くの国々で使われている／(2) 中国や韓国では日常的に箸と匙が併用されている／(4) 健康や動物愛護，環境保護の理由からの場合も称される／(5) 懐石料理ではなく精進料理である
問題4	（5）	(1) 中食である／(2) 中食である／(3) 外食である／(4) 外食ではない
問題5	（4）	スーパーマーケットは1980年代に台頭した
問題6	（1）	(2) 特定保健用食品と条件付き特定保健用食品の2種類／(3) 認可されている関与成分の規格基準に適合していれば消費者庁の個別審査を受ける必要はない／(4) 葉酸と胎児の神経管閉鎖障害も表示が許可されている／(5) 表示すべき事項である
●令和3年度 (第23回)		
問題1	（2）	栄養教諭の資格を持つ者の業務である
問題2	（4）	牧畜は，定住化や農耕の開始とほぼ同時に起こった
問題3	（3）	b. 欧州でのナイフ・フォーク食が一般に広がったのは，18世紀以降とされる／c. キリスト教では食のタブーは少ない

問題番号	解答	解　説
		が，一部の宗派では肉食やアルコール類，コーヒーを禁じている
問題4	（2）	(1) 白味噌仕立てではなく，澄まし仕立てである／(3) 東北地方では白餅が用いられる。餡餅が用いられるのは香川県高松地域／(4) 澄まし仕立てではなく，白味噌仕立てである／(5) 角餅ではなく，丸餅についての記述である
問題5	（3）	(1) 厚生労働省ではなく，農林水産省である／(2) 小麦の自給率は低い／(4) 輸入食品を消費地でつくったらどのくらいの水が必要かという環境問題の指標である／(5) リデュースは抑制のこと。再利用はリユース（Reuse）である
問題6	（4）	容器包装に入れられた生鮮食品も対象となる
●令和2年度 (第22回)		
問題1	（5）	生活習慣病の治癒のための栄養指導は管理栄養士の業務である
問題2	（5）	a. 人類の歴史の99.8%は狩猟採集の時代である／b. 狩猟採集時代は多品種の食物を食べており栄養欠乏症はほとんど存在せず，また人口密度が低かったため感染症の蔓延もほとんどなかったとされる
問題3	（1）	(2) 現代の各国の食材や料理は，各地に広がった農耕文化を基礎としている／(3) イスラム教では不浄なものとして豚を食べることが禁じられている／(4) 食具の導入は食材や料理の形状などにも起因するが，食の精神文化や宗教的な規範とも関連が深い／(5) 手食の基本は右手のみを使うことである
問題4	（5）	(1) 大阪の伝統野菜には毛馬胡瓜や守口大根などがある。賀茂なす，聖護院だいこんは京の伝統野菜／(3) 愛知県碧南は白醤油の発祥地，淡口醤油は兵庫県の龍野が発祥／(4) 関西ではうなぎは腹から開き，関東では背開きにする
問題5	（2）	(1) 平成30年度では東京と大阪が1%でもっとも低く，沖縄は28%／(3) 2017年度ではドイツが95%，フランスは130%／(4) 40%を下回っている／(5) 令和元年度では小麦17%，米98%
問題6	（3）	b. 葉酸が胎児の神経管閉鎖障害の発症リスクを低減するとして認められている／c. 食品衛生法，JAS法，健康増進法の規定を統合
●令和元年度 (第21回)		
問題1	（1）	立ち入り検査ができるのは食品衛生監視員である
問題2	（4）	a. 狩猟採集は，人類史の約99%を占める／c. 火の使用は約150万〜100万年前とされる。農耕が始まったのは約1万年前
問題3	（4）	(1) 中国から伝わった／(2) ヨーロッパ（ポルトガル）から長崎に伝わった／(3) 懐石料理へ発展した／(5) 白みそ仕立てで丸餅である
問題4	（3）	子食とは，親や大人が同席せずに子どもだけで食事をすること
問題5	（3）	(1) 消費量が飽和した状態を市場の成熟化という／(2) 製造業全体の約10%を占め1割産業といわれる／(4) 生鮮品は需給量が変動するため，卸売市場での価格は取引ごとに変わる／(5) 過疎地域のみならず都市部においても問題となっている
問題6	（1）	JAS規格制度だけ。品質表示基準制度は食品表示法に移管された

2　食品の官能評価・鑑別論

問題番号	解答	解　説
●令和5年度 (第25回)		
問題7	（5）	臭気が入らないように陽圧で換気する
問題8	（1）	c. 2点識別試験法は，どちらが甘いか，どちらがかたいかなど，その刺激の量的な違いについて客観順位を判断させる方法である／d. 評点法は，試料間の差を絶対的に比較する方法である
問題9	（4）	(1) MA包装では，袋内を低酸素濃度，高二酸化炭素濃度に保つ／(2) 温くんは，30〜80℃で3〜8時間でくん煙する方法である／(3) チルドは，0℃付近（5〜−5℃）の温度帯で食品を保存する方法である／(5) ジャガイモでは，発芽抑制の目的でγ照射が利用されている
問題10	（5）	ハルサメでなく，オートミール

問題番号	解答	解　説
問題11	（1）	皮層部が厚く芯部が発達しているものはよくない
問題12	（5）	a. 素干し品である／c. ニシンの卵を塩蔵したものである
問題13	（5）	豚腸が用いられる
問題14	（2）	小さくなっていく
問題15	（3）	(1) 不発酵茶である／(2) 茶葉の大きさにもとづいている／(4) ビタミンCは0である／(5) 摘み残しの硬葉でつくった煎茶
●令和4年度 (第24回)		
問題7	（3）	(1) 液体では唾液による緩衝作用の影響を受けないためにも舌全体を覆う量が必要／(2) 個室法が，室内をブースと呼ぶ小部屋に仕切る方法である／(4) 40ホーン以下が望ましい／(5) 個室法が，パネリストが他人の影響を受けないで判断を

問題番号	解答	解　説
		下す方法である
問題8	（1）	c．2種類の試料の特性の差を，AAB，ABBのように3個を1組にして提示し，異なる1個を見出す方法である／d．データ解析により，試料間の差を絶対的に評価できる
問題9	（5）	ゾルは液体のように流動性のある状態を示す
問題10	（5）	冷凍も貯蔵に適するが，コストがかかる
問題11	（4）	アルカリによりゲル化する
問題12	（4）	いんげんまめ，そらまめ等を用いる
問題13	（5）	a．塩干し品である／c．さけの卵を塩蔵したもの
問題14	（3）	（1）重くなる → 軽くなる／（2）下がる → 上昇する／（4）高く → 低く／（5）義務づけられていない → 義務づけられている
問題15	（2）	淡口しょうゆは，濃口しょうゆよりも塩分濃度は高い

●令和3年度（第23回）

問題番号	解答	解　説
問題7	（4）	（1）一度に多くの試料を提供すると，感覚器の疲労が生じてしまう／（2）評価者の先入観の影響を避けるため，試料に関する不必要な情報は評価用紙に記載しない／（3）液体試料は，唾液の緩衝作用を受けないように舌全面を覆う量を口に入れる／（5）塩味のないクラッカーなどを用いることもある
問題8	（4）	判定することができる
問題9	（3）	マヨネーズは分散媒が水，分散相が油の水中油滴型エマルションである
問題10	（3）	道明寺粉は，もち米をもちいて製粉したものである
問題11	（2）	冷たい豆乳に凝固剤を加えたものをプラスチック容器に充填後，90℃以上に加熱したものである
問題12	（4）	クライマクテリック型果実である
問題13	（1）	骨を除いたもも肉を用いる
問題14	（3）	（1）使える → 使えない／（2）HTST処理 → UHT処理／（4）保存性がよい → 保存性が悪い／（5）保存性がよい → 保存性が悪い
問題15	（2）	b．豚／d．ファストスプレッドではなく，ショートニングの製造方法である

●令和2年度（第22回）

問題番号	解答	解　説
問題7	（2）	液体試料は，唾液による緩衝作用の影響を受けないために，

問題番号	解答	解　説
		舌全体を覆う量を口に含むことが大切である
問題8	（3）	（1）湿度は50～60％／（2）クローズドパネル法（個室法）という／（4）音には配慮が必要ではあるが，換気扇を使ってもよい／（5）室温は20～23℃
問題9	（4）	ホワイトソースやマヨネーズ，トマトケチャップが該当する
問題10	（3）	多い → 少ない
問題11	（2）	b．豆乳は，日本農林規格では，豆乳・調整豆乳・豆乳飲料の3種に分類される／c．あずきには，粒が大きい大納言あずきと，中～小粒の普通あずきがある
問題12	（5）	脂質含量が高い果実である
問題13	（4）	a．オーストラリア，ブラジルからの輸入である／d．在来種由来の血を50％以上受け継いだ鶏である
問題14	（5）	濃厚卵白の高さと卵重から計算する
問題15	（1）	紅茶は発酵茶である

●令和元年度（第21回）

問題番号	解答	解　説
問題7	（5）	鋭敏な感度が必要なのは分析型パネルであり，嗜好型パネルは感度の鋭敏さよりはむしろ，評価対象の食品を購入する消費者の嗜好を正しく代表するように人選することが大切
問題8	（2）	b．初心者むけの試験である／d．絶対的な評価の方法である
問題9	（2）	（1）ゲル：ゼリー，水ようかん，カスタードプティングなど／（3）サスペンション：味噌汁，ジュースなど／（4）熱可逆ゲル：寒天，ゼラチン，カラギーナンなど／（5）ゾル：ポタージュ，ソース，デンプンペーストなど
問題10	（4）	揮発性塩基窒素量は増加する
問題11	（3）	ペポ・カボチャの一種
問題12	（4）	a．高い／d．ラムという
問題13	（4）	（1）成分に差は認められない／（2）卵黄の高さと卵黄の直径から算出する／（3）pHが上昇する／（5）冷蔵保存が適している
問題14	（2）	b．脱脂乳を濃縮乾燥したもの／d．乳脂肪分8％以上，無脂乳固形分15％以上である
問題15	（1）	（2）淡口醬油は，濃口醬油よりも塩分濃度は高い／（3）米酢は，アルコール発酵を行い，つぎに酢酸発酵して製造したものである／（4）バルサミコ酢は，ワインビネガーの一つである／（5）赤味噌は，白味噌よりも製造の際の熟成期間は長い

3　食品の安全性に関する科目

問題番号	解答	解　説
●令和5年度（第25回）		
問題16	（4）	（1）コレラは三類感染症／（2）細菌性赤痢は三類感染症／（3）腸管出血性大腸菌感染症は三類感染症／（5）腸チフスは三類感染症
問題17	（5）	（1）終宿主は，クジラやイルカである／（2）胃壁や腸壁に穿入する／（3）60℃で1分以上の加熱で死滅する／（4）サバ，アジ，スルメイカなど海産魚介類の生食が感染源
問題18	（5）	（1）pH7.0付近で最も増殖する／（2）偏性嫌気性菌は，酸素がない環境で増殖する／（3）独立栄養細菌は，無機物のみで増殖できる／（4）自由水を利用している
問題19	（4）	一般衛生管理プログラムとして実施する
問題20	（3）	（1）哺乳動物の腸管内／（2）海水／（4）ヒトや動物の体表面や粘膜／（5）土壌，埃
問題21	（3）	（1）・（2）・（4）・（5）は，一括名による表示ができる
問題22	（5）	（1）フグの毒は，テトロドトキシンである／（2）イシナギの肝臓には，ビタミンAが多量に含まれる／（3）スイセンには，リコリンが含まれる／（4）毒きのこの有毒成分は，種固有である
問題23	（4）	（1）まな板などの調理器具を介した二次汚染の原因となる／（2）微生物の増殖を抑制する／（3）野菜の日持ちを低下させる／（5）抗菌作用がある
●令和4年度（第24回）		
問題16	（2）	マグロ，サバ，サンマ，イワシなどの赤身の魚
問題17	（3）	（1）台所用合成洗剤は中性洗剤といわれている／（2）衣料用合成洗剤にはアルカリ性洗浄剤が配合されている／（4）アニオン（陰イオン）系界面活性剤は，長鎖アルキル基でできている／（5）カチオン（陽イオン）系界面活性剤は，逆性石けんと呼ばれている
問題18	（3）	（1）腸管出血性大腸菌／（2）メチル水銀／（4）シガテラ毒／（5）カドミウム
問題19	（5）	（1)～（4）はリスク管理
問題20	（2）	（1）サルモネラ属に分類されている／（3）三類感染症に指定されている／（4）酸素が3～15％の微好気性環境下で発育する／（5）耐熱性で，通常の加熱調理で失活しない
問題21	（4）	（1）厚生労働大臣が指定する／（2）物質名で表示するのが基本

問題番号	解答	解　説
		である／（3）物質名と用途名を併記して表示する／（5）表示が免除される
問題22	（2）	（1）ノロウイルスによる食中毒の潜伏期間は，平均1～2日である／（3）ノロウイルスは，ヒトとヒトとの間で感染する／（4）ロタウイルスは，ヒトの糞便で汚染された飲料水から感染することがある／（5）ロタウイルスによる食中毒の潜伏期間は，1～3日間である
問題23	（4）	1955年，西日本一帯で起こった「ヒ素ミルク事件」は，製造過程で使用された添加物に不純物として混入したヒ素による大規模な食中毒である
●令和3年度（第23回）		
問題16	（2）	（1）たんぱく質の分解は腐敗である／（3）食用不適な状態は変敗である／（4）食品衛生法には，発酵や腐敗・変敗の明確な定義はない／（5）味噌・醬油・酒などは，発酵を利用した食品である
問題17	（2）	（1）かびの二次代謝産物で，ヒトや家畜の健康を損なう有毒物質をかび毒（マイコトキシン）という／（3）ピーナッツ・ナッツ・コーン・そば粉などに付着するかびが生成するマイコトキシンである／（4）ソテツに含まれている／（5）加熱調理で発生する
問題18	（4）	（1）鶏肉／（2）にぎり飯／（3）鶏肉／（5）海産魚介類
問題19	（2）	（1）サバ，ニシン，スルメイカなど／（3）ヒラメ／（4）ドジョウ，ライギョ／（5）野菜
問題20	（4）	（1）クサウラベニタケ／（2）青梅／（3）フグ／（5）ホタテガイ
問題21	（3）	（1）分別して保存する／（2）急速解凍が良い／（4）増殖が抑制される／（5）増殖は抑制されない
問題22	（5）	（1）最終食品に残留しなくても，使用すれば食品添加物とみなされる／（2）食品に漂白剤を使うことは，使用基準があるが，禁止されていない／（3）栄養強化を目的とする食品添加物がある／（4）国内では収穫後の農産物に農薬を使用することは禁止されているが，輸入農産物に使用されるポストハーベスト農薬の一部は食品添加物として指定され，ポストハーベスト農薬を使用した農産物の輸入や国内での流通は可能である
問題23	（4）	（1）食品衛生法で規定される／（2）プラマークは義務であるが，材質略号はPETのほかは任意表示である／（3）PETは添

問題番号	解答	解説
		加物を使わずに成型できる／(5) ポリエチレンなどは，熱で軟化させて成型する熱可塑性プラスチックである

●令和2年度 (第22回)

問題番号	解答	解説
問題16	(1)	(2) 件数で最も多いのはカンピロバクターである／(3) 複合調理食品による食中毒は多い／(4) 平成25～29年は1～14人／(5) 事件数の最も多い施設は飲食店
問題17	(3)または(5)	(3) エタノールは，ウイルスに有効である／(5) 一部のウイルスの消毒に有効である
問題18	(5)	偏性嫌気性で，酸素がない環境下でのみ増殖する
問題19	(4)	(1) カドミウムで汚染された飲料水や米などの農作物である／(2) 腎障害を起こす／(3) メチル水銀である／(5) ハンター・ラッセル症候群と呼ばれる
問題20	(2)	(1) 一般に5℃以下では増殖できない／(3) 自由水である／(4) pH4以下では一般に増殖しない／(5) 無機物だけで増殖でき，有機物を必要としない
問題21	(1)	(2) 値が大きいほど鮮度が悪い／(3) 油脂1kgに含まれる過酸化物の量を表す／(4) たんぱく質系食品の腐敗・変敗の程度を測定できる／(5) アンモニアはたんぱく質系食品の腐敗生成物である
問題22	(2)	(1) 発色剤として使用される／(3) 油脂の酸化防止のために使用される／(4) 甘味料として使用される／(5) 保存料として使用される
問題23	(1)	(2) 野菜などに虫卵が付着して摂取される／(3) サバ，ニシンなどである／(4) フナ，コイなどである／(5) 野菜などに付着して摂取される

●令和元年度 (第21回)

問題番号	解答	解説
問題16	(3)	(1) 感染型の細菌性食中毒／(2) 寄生虫による食中毒／(4) 植物性自然毒食中毒（チョウセンアサガオ）／(5) 動物性自然毒食中毒（麻痺性貝毒）
問題17	(4)	(1) 潜伏期間は，1～6時間である／(2) 主な症状は，吐き気，おう吐，腹痛である／(3) 食品中でエンテロトキシンを産生する／(5) 主な原因食品は，にぎり飯などの穀類およびその加工品と弁当類などの複合調理食品である
問題18	(1)	c. 麻痺性貝毒の有毒成分は，サキシトキシンである／d. 中腸線に含まれる
問題19	(2)	(1) 食肉・食肉加工品；食肉の理想的な保存温度は0～2℃／(3) 最近の干物製品は，水分活性が高いため低温管理が必要／(4) カットキャベツの方が新鮮なキャベツよりもエチレンの生成が多い／(5) 惣菜類は腐敗・変敗しやすく消費期限は短い
問題20	(5)	天然の添加物も規制の対象である
問題21	(2)	(1) 2009年以降は輸入食品の届出件数が増加している／(3) 2016年では輸入届出件数の8.4%が行政検査などの検査を受けている／(4) 輸入届出件数に対する食品衛生法違反件数の割合は低下している／(5) 最も多い（2016年は61.4%）
問題22	(1)	c. 重要管理点の管理で安全を確保する／d. ISO22000の説明である
問題23		a. 米穀等の取引等に係る情報の記録及び産地情報の伝達に関する法律／c. 牛の個体識別のための情報の管理及び伝達に関する特別措置法

4　栄養と健康に関する科目

●令和5年度 (第25回)

問題番号	解答	解説
問題24	(5)	(1) 脂肪酸ではなく，グルコース。食欲は，摂食中枢のグルコース感受性ニューロン（空腹ニューロン）により引き起こされる／(2) 摂食中枢ではなく，満腹中枢。食欲は，満腹中枢のグルコース感受性ニューロン（満腹ニューロン）により抑制される／(3) 食欲は，胃や消化管で分泌されるグレリンにより亢進する／(4) 食欲は，脂肪細胞から分泌されるレプチンにより抑制される
問題25	(1)	(2) 汎用的に用いられるのは，化学的な評価法（アミノ酸スコア）である／(3) 生物学的なたんぱく質の評価法は，生物価（BV）と正味たんぱく質利用効率（NPU）である／(4) ヒトの必要な必須アミノ酸組成と比較して最も不足しているアミノ酸の割合で示されるのは，生物価ではなく，化学価である。生物価（BV）は，窒素出納を実測する生物学的な方法で判定されるものである／(5) 正味たんぱく質利用効率（NPU）は，摂取窒素量に対する体内保留窒素量の割合として示されている。吸収窒素量に対する体内保留窒素量の割合として示されているのは，生物価（BV）である
問題26	(4)	妊娠前から，「バランスの良い食事をしっかりとる」ことを基本に，「「主食」を中心に，エネルギーをしっかりと」摂取し，「不足しがちなビタミン・ミネラルを，「副菜」でたっぷりと」摂り，「「主菜」を組み合わせてたんぱく質を十分に」摂取して，「乳製品，緑黄色野菜，豆類，小魚などでカルシウムを十分に」摂ることとしている
問題27	(5)	(1) 日内リズム（サーカディアンリズム）は，1日24時間を単位として繰り返される生体リズムであり，睡眠・覚醒，体温など多くの生理機能が日内リズムで変動する／(2) 多様化した社会における「健康」の考えには，疾病がある状態は含まれる／(3) 「健康日本21（第三次）」の基本方針には，社会環境の整備・改善は含まれる／(4) 健康な状態ではホメオスタシスは維持されており，何らかの要因によりホメオスタシスが破綻すると疾病の発症につながる
問題28	(1)	健康増進法である
問題29	(2)	(1) 糖尿病の評価指標である／(3) 動脈硬化性疾患の評価指標である／(4) 腎臓疾患の評価指標である／(5) 動脈硬化性疾患の評価指標である
問題30	(5)	(1) HDLコレステロールは低い時／(2) 1～2か月前の血糖値と相関／(3) カリウムを摂取する／(4) エネルギー収支バランスの判定には，体重変化とBMIを用いる

●令和4年度 (第24回)

問題番号	解答	解説
問題24	(5)	(1) スクロースは，グルコースとフルクトースが結合した二糖類である／(2) グルコースは，解糖経路では嫌気的に分解される／(3) パルミチン酸は，炭素数16の飽和脂肪酸である／(4) ナトリウムイオンは，カリウムイオンとは反対に細胞外液に多く存在する
問題25	(2)	(1) 筋肉は，エネルギー源として優先的に血糖や筋グリコーゲンなどを利用する／(3) 高齢期の細胞内水分量は，成人期に比べて減少している／(4) 半減期14～21日の血清アルブミンは，低栄養状態の指標である／(5) カウプ指数は乳幼児期の，ローレル指数は学童期の体格指数として用いられる
問題26	(4)	健康は，ホメオスタシスが維持されている状態とみなすことができる
問題27	(5)	(1) アラキドン酸は，体内で合成されるが必要量を十分に満たせないため，食事から摂取する必要のある必須脂肪酸である／(2) リノール酸はn-6系の多価不飽和脂肪酸（二重結合が2つ）である／(3) 脂肪酸は，β酸化という代謝経路を経てアセチルCoAになる／(4) 中性脂肪は，3個の脂肪酸が1個のグリセロールに結合したものである
問題28	(1)	(2) 主食は，5～7SVで一段目に示されている／(3) 副菜は，5～6SVで二段目に示されている／(4) 果物は，2SVで四段目右に示されている／(5) 牛乳・乳製品は，2SVで四段目左に示されている
問題29	(5)	(1) 抗原の多くは，病原菌などのように体外から侵入してきた非自己であり，B細胞が産生するのは抗体である／(2) 抗体は，免疫グロブリンといい，グロブリンに分類されるたんぱく質が主成分である／(3) 生まれた時から備わっている免疫は，自然免疫が主体である／(4) 免疫機能は，栄養状態に大きく左右される
問題30	(2)	(1) 高値を示すと血栓ができやすく，動脈硬化性疾患を招く／(3) 動脈硬化性疾患の評価指標である／(4) 低栄養状態の指標である／(5) 動脈硬化性疾患の評価指標である

●令和3年度 (第23回)

問題番号	解答	解説
問題24	(5)	(1) 老年期の加齢により骨量は減少する／(2) 女性は，閉経後にエストロゲン分泌量が減少することに伴い，急激に骨量が減少する／(3) 体重の重い人は，骨密度が高く骨粗鬆症のリスクは低い／(4) 運動している人は，していない人と比べて骨密度が高く骨粗鬆症のリスクは低い
問題25	(2)	(1) 乳糖不耐症は，ラクターゼの欠損により生じる／(3) クワシオルコルは，たんぱく質過剰症ではなく，たんぱく質欠乏症である／(4) カリウムではなく，カルシウムの吸収を促進する／(5) 尿中に排泄される
問題26	(2)	(1) 調査は，毎年行われている／(3) 生活習慣病に関するものが存在する／(4) 男性の方の割合が高い／(5) 約10g/日である
問題27	(3)	適正体重の維持を指針にしている。エネルギーの摂取過剰による肥満は，指針とは異なる
問題28	(2)	(1) 抗体量を増やす／(3) 主にウイルス量を測定する／(4) 主に飛沫感染による／(5) 抗体産生を通して獲得免疫を強化する
問題29	(1)	(2) BMI（Body mass index）は，成人に用いる体格指数である／(3) カウプ指数は，乳幼児に用いる体格指数である／(4) ローレル指数は，学童期に用いる体格指数である／(5) BMIでは，25以上を肥満と判定する
問題30	(2)	(1) エネルギー摂取量が減少した場合，免疫力も低下する／(3) 甘味に比べて塩味に対する識別能力が低下する／(4) 短期間の栄養状態の指標には，急速代謝回転たんぱく質が用いら

問題番号	解答	解　説
		れる／(5) ウエスト周囲径は，メタボリックシンドロームの指標として用いられる

●令和2年度（第22回）

問題番号	解答	解　説
問題24	(3)	(1)・(2) たんぱく質の評価法には，主に，そのたんぱく質を構成する必須アミノ酸組成による化学的評価法と，窒素出納法を基本とする生物学的な評価法に大別される。どちらかだけが用いられるというものではなく，それぞれの評価法に意味があるので，使い分ける必要がある／(4) BVは，消化吸収率を考慮していない指標である／(5) NPUは，消化吸収率を考慮しているので，NPU＝BV×消化吸収率の関係式が成り立つ
問題25	(3)	(1) 日本人の食事摂取基準におけるPFC比率は，P13〜20％，F20〜25％，C50〜65％が適切とされている／(2) 品目数での設定はない／(4) 料理の組合せのバランスは，ボリューム感があり，調理法，味付けなどでおいしそうと感じる料理を考える／(5) 毎食事のバランスは，1日3食を基本として，朝食多め，夕食少なめを心がける
問題26	(2)	(1) ラクトースは，グルコースとガラクトースが結合した二糖類である／(3) オレイン酸は，炭素数18の一価不飽和脂肪酸である／(4) マグネシウムは，カリウムとともにイオンとして細胞内液に多く存在する／(5) 抗酸化作用を有するビタミンCは，酸化されやすい
問題27	(5)	(1)「健康」と「健康でない（病気，死にいたる）」状態は，はっきり二分できないもので，中間的な健康状態にある人が多い／(2) 平均寿命は，0歳児の平均余命である／(3)「健康日本21」のなかでは，健康に関する社会環境の改善も提案されている／(4) 食事摂取は，生体リズムに大きく影響を与える
問題28	(5)	(1) 細胞膜は，リン脂質の2重層膜である／(2) リソゾームは，加水分解酵素による細胞内外物質の分解の場である／(3) クエン酸回路（TCA回路）の反応の場はミトコンドリアである／(4) リボゾームは，たんぱく質合成の場である
問題29	(1)	(2) 皮下脂肪厚の推奨測定部位は，上腕三頭筋部皮下脂肪厚と肩甲骨下端部脂肪厚である／(3) 皮下脂肪型肥満は，洋ナ

問題番号	解答	解　説
		シ型肥満ともいう／(4) 内臓脂肪型肥満は，リンゴ型肥満ともいう／(5) 内臓脂肪が増加して発症する病態を，メタボリックシンドロームという
問題30	(1)	(2) 幼児の発育状態の評価には，身長体重曲線とカウプ指数を用いる／(3) 女子では9〜12歳／(4) 閉経後に急激に減少する／(5) 閾値は上昇する

●令和元年度（第21回）

問題番号	解答	解　説
問題24	(5)	(1) セルロースはβ-1,4グリコシド結合で構築されているため，アミラーゼで消化されない／(2) 糖質以外の物質からグルコースが作られることを，糖新生という／(3) 8〜10である／(4) ナトリウムイオンは，細胞外液に多く存在している
問題25	(5)	(1) 脂質の消化酵素／(2) 糖質の消化酵素。マルトースを加水分解してグルコース2分子を生成する／(3) 糖質の消化酵素。デンプンを加水分解する／(4) 糖質の消化酵素。ショ糖（スクロース）を加水分解して，グルコースとフルクトースを生成する
問題26	(4)	(1) 獲得免疫は抗原抗体反応を含み，抗原特異性がある／(2) リゾチームによる溶菌作用は自然免疫の一種である／(3) 獲得免疫にはB細胞から生産される抗体が関与している／(5) 低栄養状態では，細胞分裂やたんぱく質合成能が低下することなどにより免疫機能が低下する
問題27	(4)	指針は，「ごはんなどの穀物をしっかりと。」
問題28	(1)	(2) 形は「コマ」をイメージしている／(3) 主食，副菜，主菜，牛乳・乳製品，果物の5つの料理区分に分類している／(4) 食事1回あたりの量であるSV（つ）で示されている／(5) 各料理区分の数値は，1日分として示されている
問題29	(1)	(2) 中性脂肪は動脈硬化症疾患の評価指標である／(3) LDLコレステロールは動脈硬化性疾患の評価指標である／(4) 空腹時血糖値は糖尿病の診断に用いられる／(5) γ-GTPは，肝疾患等の指標である
問題30	(5)	(1) 9ヶ月から3歳まで／(2) 離乳の開始／(3) 身長体重曲線とカウプ指数／(4) 2〜3歳

5　食物学に関する科目

問題番号	解答	解　説

●令和5年度（第25回）

問題番号	解答	解　説
問題31	(2)	食品のエネルギー値は，原則としてFAO/INFOODSの推奨する方法に準じている
問題32	(2)	(1) 卵殻部，卵白部，卵黄部の重量割合は10％，60％，30％である／(3) 貯蔵中に気孔からCO2が放出され，pHは上昇する（産卵直後は約7.5であるが約9.5に上昇）／(4) LL，L，M，MS，S，SSの6段階にグループ分けされている／(5) かたくゲル化する温度は卵白で80℃，卵黄で75℃であり，この特性は温泉卵の製造に使われている
問題33	(4)	鉄ではなくマグネシウムである
問題34	(4)	約30％ → 大部分
問題35	(2)	乳酸菌 → 酢酸菌
問題36	(3)	(1) 加水分解は，化学的作用／(2) 蒸留は，物理的作用／(4) バイオリアクターは，生物的作用／(5) 加熱は，物理的作用
問題37	(5)	(1) 一番多い成分組成は，炭水化物である／(2) うるち米のでんぷんは，アミロース15〜25％，アミロペクチンが65〜80％で構成されている／(3) 米たんぱく質の第一制限アミノ酸は，リジン（リシン）である／(4) 米の胚芽やぬかに脂質が多く含まれる
問題38	(4)	(1) 食肉となるのは骨格筋である／(2) 食肉の色に関係する主要なたんぱく質は，ミオグロビンである／(3) コラーゲンを水中で加熱すると，ゼラチン化する／(5) 牛で24時間，豚で12時間，鶏では2〜3時間である
問題39	(5)	「ストレス」「睡眠」などの表示が可能なのは機能性表示食品である

●令和4年度（第24回）

問題番号	解答	解　説
問題31	(5)	(1) 収載食品数が2015年版より287食品増加し，2,478食品となった／(2) 食品のエネルギー値は，原則としてFAO/INFOODSの推奨方法に準じた／(3) 液体であっても，すべて可食部100g当たりの成分値を収載している／(4) でんぷんの単糖当量は，成分値に1.10を乗じて換算する
問題32	(5)	(1) アリチアミンは，ビタミンB1とニンニクのにおい物質アリシンが結合したものである／(2) 牛乳の日なた臭の原因は，ビタミンB2の光増感作用による変香である／(3) 葉酸が多く摂取できる食品には，疾病リスク低減表示ができる特定保健用食品（トクホ）となるものがある／(4) ビタミンB12は，微生物によって生成されるため，海藻を除き植物性食品には含まれない

問題番号	解答	解　説
問題33	(1)	(2) 卵殻部約10％，卵白部約60％，卵黄部約30％である／(3) 卵黄固形分の約32％がたんぱく質で，約65％が脂質である／(4) 完全凝固温度は卵黄で75℃，卵白では80℃／(5) 濃厚卵白の高さと卵重から算出するハウユニットは，鮮度低下とともに濃厚卵白の高さが低下するため，貯蔵すると低下する
問題34	(2)	(1) 立体構造がほぐれ酵素作用を受けやすくなる／(3) アミロースのほうが水分子を保持しにくいので，老化しやすい／(4) 不飽和脂肪酸のほうが分子中に二重結合を有し，ラジカル反応を起こしやすいので，酸化しやすい／(5) アミノカルボニル反応は，非酵素的褐変と呼ばれ，酵素は関与しない
問題35	(2)	豆乳を80℃以上に加熱することが必要である
問題36	(1)	(2) 等電点はpH4.6である／(3) 品種，飼料，季節により変動する／(4) 牛乳の炭水化物（ラクトース）の含量は約4.8％で，人乳（約6.4％）に比べて低い／(5) パルミチン酸，オレイン酸，ステアリン酸が主な構成脂肪酸である。酪酸は，乳脂肪のフレーバーに影響している
問題37	(4)	(1) 初がつおより秋に南下する戻りがつおの方が脂質含量は高い／(2) エキス成分は，遊離アミノ酸，オリゴペプチド，核酸関連化合物，有機酸，糖などで，たんぱく質，脂質，色素などの成分は除かれたものである／(3) 魚肉の脂質は，n-3系のEPA（IPA）やDHAなどの多価不飽和脂肪酸を含む／(5) 海産魚の生臭さは，トリメチルアミンやアンモニアによる。淡水魚の生臭さは，ピペリジン系化合物による
問題38	(5)	(1) ウーロン茶は，半発酵茶である／(2) 日本緑茶のほとんどは，生葉を蒸気で蒸して酵素を不活性化させた蒸し製である／(3) 紅茶の水色は，発酵過程で生じるテアフラビンやテアルビジンによる／(4) コーヒー豆の焙煎は，一般に8段階に分けられ，イタリアンローストが最も焙煎時間が長く色は黒に近づく
問題39	(2)	カナダで品種改良されたナタネのキャノーラ品種から採油されたキャノーラ油のエルカ酸は1％未満。エルカ酸には心疾患を引き起こすリスクがある

●令和3年度（第23回）

問題番号	解答	解　説
問題31	(3)	(1) トレハロースは，きのこ類などに含まれる2分子のグルコースからなる二糖類である／(2) スタキオースは，大豆に含まれる四糖類のオリゴ糖である／(4) キチンは，窒素を含む水に不溶性の食物繊維である／(5) ソルビトールは，グルコースを還元した糖アルコールである
問題32	(1)	ブロメラインである

問題番号	解答	解説
問題33	（1）	すべての食品で，可食部100g当たりの数値が示されている。備考には利便性を図るため，100gに対するmL数，100mLに対するg数が示されている
問題34	（5）	（1）長鎖脂肪酸＞中鎖脂肪酸＞短鎖脂肪酸 → 短鎖脂肪酸＞中鎖脂肪酸＞長鎖脂肪酸／（2）酸化されやすい → 酸化されにくい／（3）n-6系脂肪酸 → n-3系脂肪酸／（4）トランス型 → シス型
問題35	（3）	（1）酢酸菌 → 乳酸菌／（2）麹菌 → 納豆菌／（4）プロテアーゼ → アミラーゼ／（5）清酒は並行複発酵酒であり，単行複発酵酒の代表が，ビールである
問題36	（2）	（1）特別用途食品 → 機能性表示食品／（3）n-3系脂肪酸も追加された／（4）食品衛生法 → 健康増進法／（5）許可マークはない
問題37	（1）	前処理は行われるが，殺菌はされない。微生物の増殖は停止し，一部の細菌は死滅するが，多くの微生物は死滅せず，解凍後増殖する。
問題38	（3）	（1）白い粉の主成分はマンニット（マンニトール）である／（2）褐藻類の主な粘質多糖である／（4）アオサは，緑藻類である／（5）アサクサノリは，紅藻類である
問題39	（4）	（1）呼吸量は，きのこ，カット野菜などが最大である／（2）エチレンは，青果物の老化を促進させる成分である／（3）夏野菜は，低温障害を示すので10℃前後で貯蔵する／（5）CA貯蔵は，貯蔵庫庫ごと人工的に低酸素・高二酸化炭素状態にし，低温に保つ貯蔵法である

●令和2年度 (第22回)

問題番号	解答	解説
問題31	（5）	レンネット（哺乳動物の胃でつくられる酵素の混合物）中のプロテアーゼ
問題32	（1）	水分，たんぱく質，脂質，炭水化物および灰分のことである
問題33	（5）	非還元糖 → 還元糖
問題34	（4）	W/O型エマルション → O/W型エマルション
問題35	（1）	（2）遠心分離などの分蜜工程により砂糖の結晶から糖蜜を除いたものを分蜜糖と呼ぶ／（3）ざらめ（双目）糖はくるま

問題番号	解答	解説
		（車）糖より結晶粒径が大きい／（4）異性化糖はブドウ糖と果糖の混合液糖である／（5）着色防止ではなく固結防止である
問題36	（1）	黒毛和種が主流
問題37	（4）	（1）アルコール分1％以上の飲料が酒類である／（2）赤ワインは，果肉と果皮を含んだまま発酵，熟成したもの／（3）単発酵ではなく複発酵である／（5）清酒は醸造酒である
問題38	（5）	（1）ゲルではなくてゾルである／（2）冷蔵によりでんぷんの老化が促進される／（3）軟化過程でペクチンが分解される／（4）脂質の自動酸化は，酸素分子の関与下で起きる
問題39		うま味や食感の向上にもつながる

●令和元年度 (第21回)

問題番号	解答	解説
問題31	（5）	（1）ペクチン → アミロペクチン／（2）急速冷凍は老化防止に有効である／（3）水分量が少なければ，でん粉の糊化温度は高くなる／（4）でん粉の糊化温度，アミロース含量などは，作物によって異なる
問題32	（5）	低い → 高い
問題33	（2）	（1）一次機能 → 二次機能／（3）機能性表示食品は，疾病の予防や治癒などの表示が許可されていない／（4）許可マークがある → 許可マークはない／（5）特別用途食品のうち，特定保健用食品以外は保健機能食品ではない
問題34	（5）	生物的作用 → 物理的作用
問題35	（5）	さつまいも → じゃがいも
問題36	（3）	亜硫酸ナトリウム → 亜硝酸ナトリウム
問題37	（5）	フィチン酸 → シュウ酸
問題38	（4）	（1）クエン酸 → 酢酸／（2）メラニン → メラノイジン／（3）小麦 → 大麦／（5）アルコール度約14％なので酒類として取り扱われる
問題39		（1）保蔵性が高い → 保蔵性が低い／（3）酸素の組成率を大気よりも下げ，二酸化炭素の組成率を大気よりも上げて貯蔵性を向上させる技術である／（4）氷結晶ができにくい → 氷結晶ができやすい／（5）チルド食品 → レトルト食品

6 調理学に関する科目

●令和5年度 (第25回)

問題番号	解答	解説
問題40	（5）	（1）あずきは，加熱前には吸水させない／（2）野菜類は，食塩水につけるとしんなりする／（3）あさりは，海水程度の食塩水につけて砂をはかせる／（4）切り干し大根は，水に浸漬すると約4～5倍の重量になる
問題41	（3）	（1）放射ではなく，伝導で伝わる／（2）揚げ操作は，乾式加熱である／（4）真空調理では，58℃以上で加熱する／（5）過熱水蒸気加熱は，低酸素雰囲気で加熱するので，酸化されにくい
問題42	（2）	（1）クロロフィルは，酸性下ではフェオフィチンになり退色する／（3）牛乳中で煮ると，水煮よりもかたくなる／（4）パイナップルのたんぱく質分解酵素はブロメリンで，肉の軟化に使われる／（5）高メトキシ（メトキシル）ペクチンは，糖と酸の存在下でゲル化する
問題43	（4）	肉の収縮を抑えるには，肉の繊維に直角に切り込みを入れる
問題44	（4）	卵白の凝固がはやくなる
問題45	（5）	（1）あらいには，鯉，鯛，すずきなどを用いる／（2）しめさばでは，塩じめ後に酢じめをする／（3）赤身魚は，うま味とおいが強いので，濃い味つけで煮る／（4）蒸し物には，淡白な白身の魚が向いている
問題46	（4）	食品の水分活性を低下させ，浸透圧を高くして微生物の生育を抑える

●令和4年度 (第24回)

問題番号	解答	解説
問題40	（2）	野菜を加熱調理すると，調味料は拡散により浸透する
問題41	（4）	いんげん豆は，5～6時間吸水させてから加熱する
問題42	（4）	（1）熱伝導率は，アルミニウムの方が高い／（2）電子レンジは，マイクロ波を食品に照射して発熱させる／（3）プロパンガスの方が，都市ガスよりも発熱量が大きい／（5）強制対流式オーブンの調理時間は，自然対流式オーブンよりも短い
問題43	（5）	（1）砂糖は，親水性があって生地中の水分を奪うため，グルテン形成は妨げられる／（2）油脂は疎水性であるため，たんぱく質と水の接触を妨げ，グルテン形成を阻害する／（3）食塩は，グリアジンの粘性を高めてグルテンの網目構造を緻密にして，グルテン形成を促進する／（4）グルテン形成の温度は，30～40℃が適している
問題44	（3）	食卓では，減塩しょうゆを使う
問題45	（1）	（2）ひき肉には，もも・すねなどの結合組織の多い肉を利用する／（3）マリネでは，pHが低下し，保水性が増すため肉質がやわらかくなる／（4）ウェルダンに焼いたステーキの中

問題番号	解答	解説
		部の色は，灰褐色である／（5）肉を煮込む前に炒めることで，食肉表面のたんぱく質を熱変性させ，肉のエキス分が溶け出ないようにする
問題46	（2）	b．もち米の吸水率は，うるち米の吸水率より高い／d．吸水速度は，水温が低いほど遅い

●令和3年度 (第23回)

問題番号	解答	解説
問題40	（5）	（1）薄い洗剤溶液を使用することもある／（2）干しわかめの吸水率は12～14倍／（3）あさりは，海水程度の食塩水に浸漬して砂出しする／（4）ごぼうは，水や薄い酢水に浸漬してアク抜きする
問題41	（3）	肉の線維や野菜の繊維を直角に切るとやわらかい口当たりになり，平行に切るとかたい口当たりになる。
問題42	（3）	（1）130～140℃の油で8～10分ゆっくり揚げる／（2）油の比熱は，水の約50％である／（4）中国料理の油通しは，130℃前後の油にさっと通す／（5）パン粉揚げの吸油率は10～20％，素揚げの吸油率は3～10％である
問題43	（4）	蒸しこわ飯の硬さは，ふり水で調整できる
問題44	（4）	（1）アルカリ性で黄色になる／（2）ベーキングパウダーなどの化学膨化剤で膨化する／（3）グルテン形成を抑えるために低温でつくる／（5）水分量の多い流動性のある生地のことである
問題45	（5）	凍り豆腐は，50℃の湯で5分もどし，調味液で煮る
問題46	（4）	油脂の酸化を抑制する

●令和2年度 (第22回)

問題番号	解答	解説
問題40	（4）	（1）たけのこのえぐ味除去のためには，ぬかを加える／（2）根菜類は，食品材料がかぶる程度のゆで水にする／（3）調味液の対流による／（5）含め煮のほうが煮汁が多い
問題41	（3）	（1）洗米，加水，浸漬，加熱の順である／（2）米重量の1.5倍，米容量の1.2倍である／（4）温度上昇期，沸騰期，蒸し煮期，蒸らし期の順である／（5）米粒表面のぬかを洗い落とすためである
問題42		食卓での醤油は，減塩醤油や酢醤油などを使う
問題43	（2）	（1）たんぱく質の変性以下の高い温度では，表面張力が小さく，粘度が低いために，泡立ちやすい／（3）pHが卵白たんぱく質の等電点（pH4.6～4.9）に近づくと，泡立ちやすくなる／（4）砂糖を添加すると卵白の粘度が高くなり，泡立ちにくくなる／（5）卵黄は油脂を1/3ほど含んでおり，油脂の消泡効果で泡立ちにくくなる
問題44	（3）	b．果汁の有機酸の酸性が高いほど，ゲルはやわらかな

問題番号	解答	解　説
		る／ c . パパイヤのたんぱく質分解酵素（パパイン）により ゼラチンは固まりにくい
問題45	（5）	食塩は，グリアジンの粘性を高めてグルテンの網目構造を密にする。
問題46	（1）	（2）アク成分を取り除く操作である／（3）豆類の吸水速度は種類によって違う／（4）50～60％の砂糖を加えたものである／（5）煮豆をそのままつぶしたものはつぶしあん（つぶあん）である

●令和元年度（第21回）

問題番号	解答	解　説
問題40	（2）	可食部100g当りの数値である。

問題番号	解答	解　説
問題41	（5）	a．豆腐は解凍後にスポンジ状のキセロゲルになる／ c ．冷凍ぎょうざは，加熱調理する
問題42	（4）	（1）室温の水でこねる／（2）うるち米より高い／（3）もち米重量の1.6～1.9倍である／（5）おいしいもちは，ペースト状の糊化したでんぷんともち米の粒組織構造が平均して混在している
問題43	（3）	魚臭を弱める
問題44	（5）	繊維に直角に切ると，かみ切りやすくなる
問題45	（4）	固形油脂を撹拌したときにクリーム状になる性質（クリーミング性）を利用している
問題46	（3）	生野菜はかたいので，加熱してから刻む

7　食品の流通・消費に関する科目

●令和5年度（第25回）

問題番号	解答	解　説
問題47	（4）	牛肉のほか，米類も義務化されている
問題48	（3）	マーケット・インの考え方である
問題49	（1）	（2）4～6割である／（3）追熟を抑制し，長期の保存・出荷を可能にする／（4）60歳以上は多い傾向である／（5）これは「等級」区分のことである
問題50	（5）	（1）家庭内または家庭外（弁当として職場や学校など）で食する食事形態である／（2）外食店外で食するのは中食である／（3）テイクアウト商品などともいわれる／（4）中食は軽減税率が適用され8％である
問題51	（3）	（1）食事に関する家事を外食と中食に置き換えることである／（2）（外食支出＋中食支出）÷食料支出で算出される／（4）低くなる傾向が見られる／（5）世帯構造の変化，ライフスタイルの変化，多様な外食店の登場，中食商品のバラエティ化，食情報の普及などがあげられる
問題52	（2）または（4）	（1）米の消費減少に代わって増えたのは油脂，畜産物／（3）調理食品の増加に伴い，それに含まれる米の消費は増加している／（5）1996年のピーク以降，減少傾向にある
問題53	（5）	卸売流通の役割ではあるが，卸売市場の機能ではない

●令和4年度（第24回）

問題番号	解答	解　説
問題47	（2）	現在，わが国では，牛と米穀等のトレーサビリティが法律で義務づけられており，鳥と豚は法律の対象となっていない
問題48	（4）または（5）	（4）飼料生産に必要とした水の量も加える／（5）食品の製造過程などで生じる食用に供することのできない食品産廃物は，食品ロスに含まれない
問題49	（1）	（2）GPセンターに出荷される／（3）4～5割が卸売市場を経由している／（4）原則，産地卸売市場と消費地卸売市場を経由する／（5）相対取引の割合が増えている
問題50	（5）	（1）同時に実施することが必要である／（2）購入の現場で，顧客視点に立った調査を行うことである／（3）主に流通業者が企画・開発し，製造を製造業者に委託する形態が多い商品である／（4）市場や顧客の要求に適合できる流通システムのことである
問題51	（4）	これは「地産地消」のことである
問題52	（3）	移動販売による惣菜は，中食に含まれる
問題53	（3）	少子化が進む中でも，女性の社会進出によりベビーフード（離乳食）市場は伸びている

●令和3年度（第23回）

問題番号	解答	解　説
問題47	（1）	（2）40％前後で推移している／（3）70％前後で推移している／（4）穀物自給率は，供給熱量ベースの食料自給率よりも低い水準である／（5）生産額ベース（金額ベース）の食料自給率も低下傾向にある
問題48	（5）	（1）25％／（2）58％／（3）45％／（4）95％
問題49	（2）	（1）good agricultural practice の略／（3）中国産である／（4）義務づけている／（5）法令遵守以外にも多くの社会的責任がある
問題50	（4）	食品スーパーマーケットである
問題51	（3）	三次卸のことであり，二次卸とは，一次卸から商品を直接仕入れている卸売業者のことである
問題52	（5）	価格弾性値が1より小さい場合は，弾力性が小さいあるいは非弾力的であるという。1より大きい場合，弾力性が大きい

問題番号	解答	解　説
		あるいは弾力的であるという
問題53	（5）	（1）穀類全体としても減少傾向となっている／（2）野菜の摂取量は，年齢が高い層，特に60歳以上で多い／（3）魚介類の摂取量は，年齢が高いほど多くなる／（4）卵類の摂取量は，全年齢層で安定している

●令和2年度（第22回）

問題番号	解答	解　説
問題47	（4）	（1）個別包装技術の進歩は，電子レンジ対応食品などの製品開発を可能にした／（2）コールドチェーンは，1960年代から冷蔵・冷凍技術の進歩とともに整備しはじめた／（3）コールドチェーンが高度化する中で，1980年代からはチルド食品の流通が普及した／（5）異性化糖は，砂糖に比べ価格が安く，汎用性が高い
問題48	（2）	アメリカの技術開発による製品である
問題49	（4）	チェーン化実現のために本部（本社）と店舗の機能の分化が行われた
問題50	（2）	（1）百貨店，総合スーパー，食品スーパー，コンビニ，ファストフードなどと同様，宅配専門店も含まれる／（3）外食産業の業態である／（4）最も高い伸びを示したのは，食品スーパー（46.1％）である／（5）料理品小売業市場の規模は，1997～2014年で73％もの伸びを示している
問題51	（2）	（1）最も多いのは和生菓子である／（3）最も多いのは醤油漬類である／（4）輸入大豆が8割を占める／（5）卸売市場を経由せず，鶏卵問屋や全農等から流通業者・加工業者・外食産業に販売される
問題52	（3）	（1）導入期は，認知される段階であり，宣伝広告，販売促進に力を入れる／（2）売上げのピークは成熟期／（4）開発・改良は成熟期に。衰退期は，撤退まで視野に入れて考える段階／（5）発売後5年を超えた商品が生き残る率は5％程度
問題53	（3）	（1）食品廃棄物のリサイクルについて食品関連事業者が取り組むことについて定められた／（2）食品製造業が95％と最も多い／（4）食品ロス量（食べ残し重量＋直接廃棄重量＋過剰除去重量）÷食品使用量／（5）スローフード運動はその土地の伝統的な食材や食文化を大切にしようとする活動

●令和元年度（第21回）

問題番号	解答	解　説
問題47	（1）	（2）生産者から消費者の手元まで商品を届ける役割を果たしている／（3）消費者への供給体制を整える必要性から卸売業に比べ格段に多い／（4）「集荷・分荷」と「需給調整」の2つの機能を果たしている／（5）取扱い品目から「業種」，販売方式から「業態」に分類される
問題48	（3）	（1）市場外取引商品の取引価格は卸売市場での取引価格を参考に決められている／（2）法改正により，2009（平成21）年4月から自由化された／（4）卸売業者が荷受とも呼ばれる／（5）売買参加者とは市場内取引に参加できる売買参加権を持った業務用実需者などである
問題49	（2）	1970年を起点にチェーンレストランが次々と登場した
問題50	（4）	お好み焼き，たこ焼きも惣菜に含まれる
問題51	（2）	1990年代までは伸びてきたが，その後は減少傾向である
問題52	（5）	（1）食品ロスの約半分は，一般家庭から発生している／（2）約15kgと試算されている／（3）実証実験で食品ロス削減の効果が認められている／（4）レトルトカレーの賞味期限の話
問題53	（5）	a．トンkmである／ c ．1990年代からイギリスで行われている運動

8　フードコーディネート論

問題番号	解答	解説
●令和5年度 (第25回)		
問題54	(3)	(1) 右側が最上席である／(2) 時代に即して変わることがある／(4) 宮中晩餐会や公式儀礼，結婚式のような特別の目的を持つ多人数の会食で用いられる／(5) 式典・行事・会合では，席次を含めて相手の社会的立場を序列によって表現する
問題55	(1)	(2) 店舗面積（坪数）×1.3である／(3) 7～10％程度に抑えることが望ましい／(4) 年間売上げ高の2分の1以下に抑えることが望ましい／(5) 売上げ高は，「客席数×満席率×客席回転率×客単価」である
問題56	(4)	(1) 武士の儀式料理で，現在の食事メニューの基本である／(2) 茶の湯の席（茶事）において出される食事である／(3) 今日の一般的な宴会の献立形式である／(5) 日本風に同化された中国料理である
問題57	(5)	スローフード運動は，イタリアのピエモンテで起こった
問題58	(4)	七五三には，千歳飴を食べる習慣がある
問題59	(5)	(1) 汚染作業区域である／(2) 汚染作業区域である／(3) 非汚染作業区域である／(4) 汚染作業区域である
問題60	(1)	企画，調整，実行するのがコーディネーターである
●令和4年度 (第24回)		
問題54	(3)	(1) 和食のテーブルセッティングのことを膳組みという／(2) アンダークロスとは，テーブルクロスの下に敷く布のこと／(4) カジュアルな場合に使う／(5) 象眼，螺鈿，黒檀，紫檀など装飾価値の高いテーブルを使うことがもてなしの意味を待つので，テーブルクロスを使用しない場合もある
問題55	(2)	(1) 料理は，左手側前からナイフを入れる／(3) この記述は，フランス式である。英米式は，ホストがゲストを見渡しやすいテーブルのサイドに座る／(4) サービスは，左側から行う。下げるのは右側から行う／(5) メニューのコース順に従い，前菜→魚料理→肉料理→サラダ→デザートを基本とする
問題56	(4)	(1) 居抜物件とは，店舗内装や設備・造作等がそのまま残された物件のことである／(2) 礼金とは，撤退時に返却されないものである／(3) 賃貸料は，同じビルであっても1階，2階では家賃が異なる／(4) 保証金ゼロの物件もある
問題57	(2)	(1) 世界の公式行事の正餐（ディナー）は，フランス料理様式のメニューが用いられる／(3) ポタージュクレールは，澄んだスープを指す。クリーム状のスープはポタージュリエという／(4) セコンド・ピアットは，メイン料理の魚介や肉料理のこと。パスタやリゾットはプリモ・ピアット（第一の皿）として前菜の後に出される／(5) イタリア料理の前菜は，アンティパストという
問題58	(5)	(1) 韓国料理の代表的なものには，キムチ，プルコギ，冷麺がある。生春巻は，ベトナム料理である／(2) タイ料理の代表的なものには，トムヤンクンがあり，タンドリーチキンは，インド料理である／(3) ベトナム料理は，魚醤ヌクオ・マムを使用する特徴があり，ごま油を多用するのは，韓国料理である／(4) インド料理は，香味野菜，香辛料を用いたカレーなどがつくられる。ナンプラー，レモングラス，ライムを使用するのは，タイ料理の特徴である
問題59	(1)	食空間は人間・時間・空間の3要素から成り立つ
問題60	(4)	(1) ア・ラ・カルトとは，単品選択のことである。料理長おまかせは，デギュスタシオンという／(2) 定食はコースと呼ぶ。プリフィクスは，コースの一部が選択式になっている／(3) 複数ページがあるのは，メニューブックである／(5) 営業時間帯によって変わるのは時間帯メニュー。フェアメニューは，季節限定やイベント限定などのメニューのことである
●令和3年度 (第23回)		
問題54	(5)	(1) 椅子の左側から入る／(2) 飯茶椀以外の食器は，テーブルに置いたまま食べる／(3) 椅子の上に置く。食事終了後は軽くたたみ食卓左側に置く／(4) ワイングラスはテーブルに置

問題番号	解答	解説
		いたままサービスを受ける
問題55	(1)	(2) アフタヌーンパーティは，紅茶をメインに会話を楽しむ／(3) ディナーパーティは，フォーマルな着席スタイルで，フルコースが多い／(4) ブッフェ形式は，各自が料理を取り分けるセルフサービスの食事スタイルである／(5) カクテルパーティは，17時～19時頃開催。22時以降は，アフターディナーパーティ
問題56	(2)	b．「フランチャイジー」とは，「加盟者・加盟店」のことである／c．「居抜物件」とは厨房設備や内装などが残されている物件のことである
問題57	(5)	(1) ア・ラ・カルトとは，単品を選択していく方式である／(2) プリフィクスとは，コースの一部が選択できる方式である／(3) グランドメニューは定番メニューのことで，季節限定や個数限定のメニューは含まれない／(4) フェアメニューは実験特別メニューとも言い，限定特別メニューである
問題58	(4)	七夕には，素麺を食べる習慣がある
問題59	(5)	a．パスタ，魚，トマトやオリーブを多用し，材料の持ち味を生かした家庭的な料理が多いものは，イタリア料理である。フランス料理は濃厚な味わいと美しい彩りのソースに特徴がある／b．西洋料理を代表し，各国の正餐に用いられているのはフランス料理である
問題60	(3)	食材の可視化が可能になった
●令和2年度 (第22回)		
問題54	(3)	ちゃぶ台の普及は，明治，大正時代である
問題55	(4)	韓国料理はにんにく，唐辛子，ゴマ油を多用する
問題56	(2)	バリアフリーではなくユニバーサルデザイン
問題57	(5)	(1) 英国式とフランス式があり，カトラリーのセッティングが異なる／(2) フォーマルな場合でもカジュアルな場合でもクロスをかける／(3) ナイフは右側，フォークは左側に配置する／(4) ティーカップとソーサー以外は銀器を用いる
問題58	(1)	クローズドキッチンは厨房と客席が独立している
問題59	(3)	(1) 居抜物件とは，厨房設備・機器，内装，テーブル，椅子などの造作が残されている物件である／(2) 家賃（含む共益費）比率は，売上げに対して7～10％が望ましい／(4) 営業利益は，売上げ総利益から販売費および一般管理費を引いた利益である／(5) 現場で働く人の人件費は人件費として扱い，現場に直接携わらない経営者や事務職員の人件費は，販売管理費および一般管理費に含まれる
問題60	(3)	4,000円×(30席×0.6×1.0)×25日間＝180万円
●令和元年度 (第21回)		
問題54	(2)	食べる人の健康状態，食欲は生理的なおいしさとして関与する
問題55	(4)	コーディネーターは，特定の商品の普及，売上げや来客者の増加の要望を満たすための実行者
問題56	(5)	(1) 千歳飴／(2) 赤飯，紅白の餅など赤色の食べ物／(3) かぼちゃ／(4) 菱餅，雛あられ，白酒
問題57	(4)	(1) 上海料理は，湖沼や河川に恵まれた地域で，魚やカニを多用する特徴がある／(2) 広東料理は，欧風文化の影響を受けケチャップや洋風ソース，南方のココナッツミルクなどを用いる特徴がある／(3) 四川料理は，山椒や唐辛子を多用する香辛料を用いる特徴がある／(5) 酸辣湯は，四川料理の代表的な料理である
問題58	(1)	定食の一部が選択方式になっているのは「プリフィクス」。ア・ラ・カルトは単品を選択する方式のこと
問題59	(3)	起業は比較的容易であるが，経営の継続は難しいビジネスである
問題60	(2)	FLコストは原材料費と労務費の合計金額で，売上げ高の60％以下に収めることが望ましい

◎フードスペシャリスト資格認定試験　分野別過去問題【解答】

1　フードスペシャリスト論　〔6問〕

令和5年度(第25回)			令和4年度(第24回)			令和3年度(第23回)			令和2年度(第22回)			令和元年度(第21回)		
	〈解答〉	〈正答率〉		〈解答〉	〈正答率〉		〈解答〉	〈正答率〉		〈解答〉	〈正答率〉		〈解答〉	〈正答率〉
問題1	（1）	88.3%	問題1	（3）	54.9%	問題1	（2）	89.6%	問題1	（5）	90.4%	問題1	（1）	77.3%
問題2	（3）	40.9%	問題2	（4）	9.6%	問題2	（4）	80.4%	問題2	（5）	65.6%	問題2	（4）	79.6%
問題3	（2）	62.6%	問題3	（3）	62.0%	問題3	（3）	92.6%	問題3	（1）	73.0%	問題3	（4）	77.3%
問題4	（4）	49.4%	問題4	（5）	84.1%	問題4	（2）	79.5%	問題4	（5）	29.9%	問題4	（3）	92.0%
問題5	（3）	80.1%	問題5	（4）	44.0%	問題5	（3）	72.8%	問題5	（2）	70.1%	問題5	（3）	69.2%
問題6	（4）	24.1%	問題6	（1）	40.6%	問題6	（3）	59.1%	問題6	（3）	60.2%	問題6	（1）	20.2%

2　食品の官能評価・鑑別論　〔9問〕

令和5年度(第25回)			令和4年度(第24回)			令和3年度(第23回)			令和2年度(第22回)			令和元年度(第21回)		
	〈解答〉	〈正答率〉		〈解答〉	〈正答率〉		〈解答〉	〈正答率〉		〈解答〉	〈正答率〉		〈解答〉	〈正答率〉
問題7	（5）	22.3%	問題7	（3）	90.4%	問題7	（4）	26.8%	問題7	（2）	89.3%	問題7	（5）	81.6%
問題8	（1）	35.9%	問題8	（1）	65.4%	問題8	（4）	32.0%	問題8	（3）	35.8%	問題8	（2）	76.7%
問題9	（4）	66.8%	問題9	（5）	59.9%	問題9	（3）	72.0%	問題9	（4）	62.0%	問題9	（2）	88.6%
問題10	（5）	77.3%	問題10	（5）	14.3%	問題10	（3）	40.4%	問題10	（3）	50.1%	問題10	（4）	81.1%
問題11	（1）	56.7%	問題11	（4）	69.2%	問題11	（2）	26.5%	問題11	（2）	46.9%	問題11	（3）	44.3%
問題12	（5）	66.5%	問題12	（4）	53.3%	問題12	（3）	56.8%	問題12	（5）	84.5%	問題12	（4）	66.5%
問題13	（5）	77.4%	問題13	（5）	29.3%	問題13	（1）	48.2%	問題13	（4）	39.8%	問題13	（4）	47.4%
問題14	（2）	73.1%	問題14	（3）	81.8%	問題14	（3）	22.3%	問題14	（5）	62.7%	問題14	（2）	44.8%
問題15	（3）	47.5%	問題15	（2）	89.8%	問題15	（3）	23.9%	問題15	（1）	67.4%	問題15	（1）	53.8%

3　食品の安全性に関する科目　〔8問〕

令和5年度(第25回)			令和4年度(第24回)			令和3年度(第23回)			令和2年度(第22回)			令和元年度(第21回)		
	〈解答〉	〈正答率〉		〈解答〉	〈正答率〉		〈解答〉	〈正答率〉		〈解答〉	〈正答率〉		〈解答〉	〈正答率〉
問題16	（4）	35.4%	問題16	（2）	61.3%	問題16	（2）	55.2%	問題16	（1）	21.7%	問題16	（3）	43.6%
問題17	（5）	63.7%	問題17	（3）	38.5%	問題17	（2）	57.4%	問題17	（3）・（5）	94.9%	問題17	（4）	77.0%
問題18	（5）	68.8%	問題18	（3）	60.5%	問題18	（4）	48.2%	問題18	（5）	32.4%	問題18	（1）	31.4%
問題19	（4）	21.3%	問題19	（5）	70.7%	問題19	（2）	71.2%	問題19	（4）	76.1%	問題19	（2）	72.8%
問題20	（3）	43.9%	問題20	（2）	48.2%	問題20	（4）	97.1%	問題20	（2）	55.6%	問題20	（5）	72.1%
問題21	（3）	56.3%	問題21	（4）	31.4%	問題21	（3）	66.5%	問題21	（1）	53.5%	問題21	（2）	50.8%
問題22	（5）	91.1%	問題22	（2）	62.5%	問題22	（5）	30.5%	問題22	（2）	47.7%	問題22	（1）	33.4%
問題23	（4）	67.4%	問題23	（4）	55.1%	問題23	（4）	36.0%	問題23	（1）	43.9%	問題23	（2）	62.7%

4　栄養と健康に関する科目　〔7問〕

令和5年度(第25回)			令和4年度(第24回)			令和3年度(第23回)			令和2年度(第22回)			令和元年度(第21回)		
	〈解答〉	〈正答率〉		〈解答〉	〈正答率〉		〈解答〉	〈正答率〉		〈解答〉	〈正答率〉		〈解答〉	〈正答率〉
問題24	（5）	13.2%	問題24	（5）	44.8%	問題24	（5）	96.0%	問題24	（3）	55.3%	問題24	（5）	38.5%
問題25	（1）	27.2%	問題25	（2）	68.5%	問題25	（2）	87.0%	問題25	（3）	73.4%	問題25	（5）	63.3%
問題26	（4）	83.3%	問題26	（4）	84.6%	問題26	（2）	69.4%	問題26	（2）	47.4%	問題26	（4）	75.7%
問題27	（5）	33.5%	問題27	（5）	11.5%	問題27	（3）	97.9%	問題27	（5）	51.9%	問題27	（4）	97.4%
問題28	（1）	66.9%	問題28	（1）	23.4%	問題28	（2）	48.9%	問題28	（5）	76.8%	問題28	（1）	73.1%
問題29	（2）	59.7%	問題29	（5）	73.6%	問題29	（1）	79.9%	問題29	（1）	40.0%	問題29	（1）	97.4%
問題30	（5）	91.5%	問題30	（2）	86.2%	問題30	（2）	83.2%	問題30	（1）	37.1%	問題30	（5）	34.0%

5 食物学に関する科目 〔9問〕

令和5年度 (第25回)			令和4年度 (第24回)			令和3年度 (第23回)			令和2年度 (第22回)			令和元年度 (第21回)		
	〈解答〉	〈正答率〉		〈解答〉	〈正答率〉		〈解答〉	〈正答率〉		〈解答〉	〈正答率〉		〈解答〉	〈正答率〉
問題31	（2）	29.6%	問題31	（5）	21.5%	問題31	（3）	49.5%	問題31	（5）	46.6%	問題31	（5）	9.2%
問題32	（2）	64.5%	問題32	（5）	24.5%	問題32	（1）	49.4%	問題32	（1）	66.8%	問題32	（5）	29.0%
問題33	（4）	45.8%	問題33	（1）	50.9%	問題33	（1）	27.1%	問題33	（5）	29.3%	問題33	（2）	44.5%
問題34	（4）	37.7%	問題34	（2）	35.1%	問題34	（5）	59.9%	問題34	（4）	71.0%	問題34	（5）	31.6%
問題35	（2）	71.2%	問題35	（2）	14.0%	問題35	（3）	45.3%	問題35	（1）	30.5%	問題35	（5）	78.0%
問題36	（3）	59.4%	問題36	（1）	30.5%	問題36	（2）	35.9%	問題36	（1）	66.2%	問題36	（3）	39.9%
問題37	（5）	80.8%	問題37	（4）	4.0%	問題37	（1）	22.1%	問題37	（4）	48.7%	問題37	（5）	37.0%
問題38	（4）	19.7%	問題38	（5）	26.3%	問題38	（3）	31.2%	問題38	（5）	25.9%	問題38	（4）	27.6%
問題39	（5）	17.2%	問題39	（2）	10.2%	問題39	（4）	45.8%	問題39	（2）	22.0%	問題39	（2）	70.0%

6 調理学に関する科目 〔7問〕

令和5年度 (第25回)			令和4年度 (第24回)			令和3年度 (第23回)			令和2年度 (第22回)			令和元年度 (第21回)		
	〈解答〉	〈正答率〉		〈解答〉	〈正答率〉		〈解答〉	〈正答率〉		〈解答〉	〈正答率〉		〈解答〉	〈正答率〉
問題40	（5）	18.7%	問題40	（2）	24.9%	問題40	（5）	38.8%	問題40	（4）	73.0%	問題40	（2）	59.2%
問題41	（3）	60.7%	問題41	（4）	42.4%	問題41	（3）	80.5%	問題41	（3）	39.5%	問題41	（5）	68.0%
問題42	（2）	38.2%	問題42	（4）	38.7%	問題42	（3）	68.5%	問題42	（3）	96.2%	問題42	（4）	48.4%
問題43	（4）	76.0%	問題43	（5）	59.5%	問題43	（4）	77.0%	問題43	（2）	34.6%	問題43	（3）	75.4%
問題44	（4）	34.2%	問題44	（3）	75.5%	問題44	（4）	45.4%	問題44	（3）	66.1%	問題44	（5）	67.4%
問題45	（5）	39.2%	問題45	（1）	27.3%	問題45	（5）	53.6%	問題45	（5）	72.2%	問題45	（4）	37.6%
問題46	（4）	79.2%	問題46	（2）	58.9%	問題46	（4）	73.4%	問題46	（1）	68.9%	問題46	（3）	26.5%

7 食品の流通・消費に関する科目 〔7問〕

令和5年度 (第25回)			令和4年度 (第24回)			令和3年度 (第23回)			令和2年度 (第22回)			令和元年度 (第21回)		
	〈解答〉	〈正答率〉		〈解答〉	〈正答率〉		〈解答〉	〈正答率〉		〈解答〉	〈正答率〉		〈解答〉	〈正答率〉
問題47	（4）	88.8%	問題47	（2）	63.3%	問題47	（1）	13.3%	問題47	（4）	32.4%	問題47	（1）	35.7%
問題48	（3）	38.0%	問題48	（4）・（5）	93.5%	問題48	（5）	11.4%	問題48	（2）	36.5%	問題48	（3）	73.1%
問題49	（1）	43.5%	問題49	（1）	19.5%	問題49	（2）	67.5%	問題49	（4）	57.5%	問題49	（2）	60.7%
問題50	（5）	65.9%	問題50	（5）	27.2%	問題50	（4）	61.8%	問題50	（2）	71.7%	問題50	（4）	78.8%
問題51	（3）	52.3%	問題51	（4）	45.2%	問題51	（3）	33.3%	問題51	（2）	16.5%	問題51	（2）	32.4%
問題52	（2）・（4）	77.8%	問題52	（3）	74.6%	問題52	（5）	57.9%	問題52	（3）	51.8%	問題52	（5）	44.1%
問題53	（5）	13.4%	問題53	（3）	52.4%	問題53	（5）	22.8%	問題53	（3）	49.8%	問題53	（5）	35.1%

8 フードコーディネート論 〔7問〕

令和5年度 (第25回)			令和4年度 (第24回)			令和3年度 (第23回)			令和2年度 (第22回)			令和元年度 (第21回)		
	〈解答〉	〈正答率〉		〈解答〉	〈正答率〉		〈解答〉	〈正答率〉		〈解答〉	〈正答率〉		〈解答〉	〈正答率〉
問題54	（3）	69.5%	問題54	（3）	22.0%	問題54	（5）	57.0%	問題54	（3）	14.0%	問題54	（2）	95.9%
問題55	（1）	43.6%	問題55	（2）	42.0%	問題55	（1）	85.3%	問題55	（4）	89.7%	問題55	（4）	85.7%
問題56	（4）	89.5%	問題56	（4）	57.8%	問題56	（2）	58.4%	問題56	（2）	45.1%	問題56	（5）	94.6%
問題57	（5）	49.4%	問題57	（2）	15.5%	問題57	（5）	73.7%	問題57	（5）	32.3%	問題57	（4）	83.5%
問題58	（4）	89.2%	問題58	（5）	68.9%	問題58	（4）	91.1%	問題58	（1）	90.9%	問題58	（1）	76.5%
問題59	（5）	55.8%	問題59	（1）	27.3%	問題59	（5）	74.8%	問題59	（5）	26.8%	問題59	（3）	86.6%
問題60	（1）	55.7%	問題60	（4）	90.0%	問題60	（3）	91.9%	問題60	（3）	87.4%	問題60	（2）	82.5%

令和5年度（第10回）専門フードスペシャリスト資格認定試験【解答】

共通問題
（食品開発部門，食品流通・サービス部門）

問題番号	解答	解　説

●フードスペシャリスト論

問題番号	解答	解　説
問題1	（3）	小麦と畜肉を中心にした食事をしている
問題2	（2）	（1）岩手県ではなく，秋田県／（3）香川県ではなく，奈良県／（4）熊本県ではなく，滋賀県／（5）東京都ではなく，京都府
問題3	（3）	（1）日本では米の自給率は高いが，小麦の自給率は低い／（2）これまで35％を割ったことはなく，令和4年度では38％である／（4）新潟よりも北海道，秋田，山形，青森のほうが高い／（5）2020年時点では，ドイツの自給率は，カロリーベース84％，生産額ベース58％でともに100％以下である
問題4	（5）	冷凍食品や調理済み食品などがあげられる。乾物類や塩蔵品は貯蔵性の例である
問題5	（2）または（3）	（2）令和4年3月に高オレイン酸遺伝子組換え大豆を原料とした大豆油は遺伝子組換え表示の対象から除外された／（3）冷凍した水産物を解凍したものは「解凍」と表示しなければならない
問題6	（5）	食品安全委員会は関係行政機関から独立した機関として，内閣府に設置されている

●食品の官能評価・鑑別論

問題番号	解答	解　説
問題7	（3）	（1）嗜好型パネルは感度が正常であることは必要だが，鋭敏であることは求められない／（2）試料の提示順は，順序効果を避けるためにパネリストごとに試食順を変え，バランスをとる／（4）官能評価は，パネリストが空腹でも満腹でもない午前10時または午後2時ころがよい／（5）官能評価は人による評価であるためさまざまな問題点があるが，再現性のある信憑性の高い評価となるようにする
問題8	（5）	SD法は，試料の特性を評価し記述する方法である
問題9	（4）	（1）水ようかんは，ゲル／（2）牛乳は，O/W型エマルション／（3）こんにゃくは，不可逆性ゲル／（5）ホイップドクリームは，気体泡
問題10	（3）	（1）サトウダイコンからつくられる／（2）サトウキビからつくられる／（4）サトウヤシである／（5）トウモロコシ，サツマイモなどである
問題11	（4）	発生温度，9〜10℃である
問題12	（2）	（1）枝肉の格付けは，第6，7肋骨間で切断した断面で評価する／（3）肉質は，脂肪交雑，肉の色沢，肉の締まりおよびきめ，脂肪の色沢と質の4項目できめる／（4）脂肪交雑等級1は，脂肪交雑のほとんどないものである／（5）和牛の肉質等級は，4が最も多い
問題13	（2）	ゴルゴンゾーラチーズは，青カビで熟成させた半硬質チーズである
問題14	（2）	（1）ナタネ油には，オレイン酸，リノール酸が多く含まれる。ドコサヘキサエン酸は魚油に多い／（3）アマニ油は，ヨウ素価が130以上の乾性油であり，落花生油は，不乾性油である／（4）ウィンタリング処理により析出成分を除去したものがサラダ油である／（5）マーガリンの油脂含有率は80％以上であり，ファットスプレッドの油脂含有率は80％未満である
問題15	（3）	酸価3.0以下

●食品の安全性に関する科目

問題番号	解答	解　説
問題16	（2）	潜伏期間は平均3時間で短い
問題17	（5）	遊離残留塩素より弱いが，結合残留塩素にも殺菌力が
		ある
問題18	（4）	（1）8〜22時間／（2）100万個以上の菌数で食中毒を起こす／（3）偏性嫌気性菌である／（5）芽胞は死滅しない
問題19	（5）	（1）2003（平成15）年に，食品安全基本法が成立した／（2）ハザードの特定は，リスク評価で行う／（3）食品安全委員会は，リスク評価を行う／（4）厚生労働省，農林水産省，消費者庁は，リスク管理を行う
問題20	（4）	幼児または高齢者では，溶血性尿毒症症候群に移行することがある
問題21	（1）	（2）赤身魚は，白身魚よりも筋肉が軟化しやすく微生物汚染を受けやすい／（3）生鮮野菜の鮮度保持は，呼吸や栄養素の分解抑制のため低温管理を行う／（4）鶏卵の保管は，10℃以下がよい／（5）無菌包装米飯は，6〜10か月の常温保存が可能である
問題22	（3）	（1）害虫抵抗性トウモロコシなど食品として使用できる／（2）キモシンやα-アミラーゼなどがある／（4）義務表示である／（5）主な原材料とは，全原材料に占める重量の割合が上位3位までのもので，かつ原材料に占める割合が5％以上のもの
問題23	（5）	（1）製造中止後も食物連鎖により生物濃縮され，食品汚染の原因となっている／（2）9割が魚介類から摂取されている／（3）体内の放射性物質による被ばくである／（4）多量に添加される可塑剤は，食品汚染を起こしやすい

●栄養と健康に関する科目

問題番号	解答	解　説
問題24	（4）	「第10条．眠くなってから寝床に入り，起きる時刻は遅らせない。」で，スムーズな入眠を目指している
問題25	（5）	（1）学童期の肥満は，二次性肥満ではなく，単純性（原発性）肥満が多い／（2）推奨量は，集団の97〜98％の人が必要量を満たす量である／（3）たんぱく質の過剰摂取は，尿素の排泄のため，腎臓に負担を与える／（4）ビタミンDは，肝臓と腎臓で水酸化を受けて活性型となる
問題26	（2）	（1）アディポネクチンは，インスリン抵抗性を低下させる／（3）高齢期に，味覚の閾値は下がるのではなく上昇している／（4）ヘモグロビンA1cは，ヘモグロビンにグルコースが結合したものである／（5）食事摂取基準において，高齢者は65〜74歳と75歳以上の2区分としている
問題27	（2）	（1）基礎代謝量は，仰臥位で測定する／（3）基礎代謝量は，体温の保持のため気温が高いと低下し，低いと上昇する／（4）18〜29歳の日本人女子の平均的な基礎代謝量は，1,110kcal/日である／（5）体重あたりの基礎代謝量は，除脂肪体重に比例する
問題28	（5）	（1）ヒトの生命活動における同化反応では，エネルギーが吸収（消費）される／（2）除去付加酵素（リアーゼ）は，加水分解以外の方法で基質から原子団を切り取ったり付加したりする酵素である／（3）水溶性のビタミン（B_1，B_2，ナイアシン，B_6，B_{12}など）は，酵素の機能を補助する因子という意味で補酵素と呼ばれる／（4）アロステリック因子は，酵素の活性部位とは異なる領域に結合することで酵素活性を調節する
問題29	（5）	（1）男性のウエスト周囲径診断基準は，85cm以上である／（2）女性のウエスト周囲径診断基準は，90cm以上である／（3）収縮期（最大）血圧の診断基準は，130mmHg以上である／（4）高トリグリセリド血症の診断基準は，150mg/dL以上である
問題30	（5）	（1）炭水化物の摂取量は150g/日以上を目安量とする／（2）食物繊維を20g/日以上摂取することを推奨している／（3）たんぱく質エネルギー比は，20％以下とすることを目安としている／（4）脂質エネルギー比は，20〜30％とすることを目安としている

専門選択問題
（食品開発部門）

問題番号	解答	解　　説	

●食物学に関する科目

問題31	（3）	一日の摂取量が概ね100mg以上の無機質は，ナトリウム，カリウム，カルシウム，マグネシウムおよびリンである
問題32	（1）	水溶液中の水分子は，溶質に束縛されているため，水溶液は純水よりも水分活性が低い
問題33	（2）	(1) 酢酸菌の生産するセルロースに，特異な物性のゲルであるナタデココがある／(3) アルギン酸は，褐藻類が生産し，Ca^{2+}イオンと反応してゲル化する／(4) カラゲナンは，紅藻類のスギノリ科ツノマタ属等が生産し，透明性の高いゲルを形成する／(5) フコイダンは，L-フコースを主体とする粘性を持つ多糖類で，モズクなどの褐藻類に多い
問題34	（2）	(1) 固形油脂の脂肪酸組成が同じでも，トリアシルグリセロール分子種の組成は同じではなく，性質も異なる／(3) エマルションには水中油滴型と油中水滴型があるが，親水性の強い乳化剤では水中油滴型となる／(4) 油脂に水素を付加させると硬化油ができ，トランス型脂肪酸が増加する／(5) エステル交換によりトリアシルグリセロール組成の変換やモノやジアシルグリセロールの製造ができる
問題35	（4）	夏ミカン果汁の苦味除去には，ナリンギナーゼが利用される
問題36	（4）	鮮度の落ちたマグロや牛肉の色が暗褐色に変化するのは，ミオグロビンがメトミオグロビンに酸化されるからである
問題37	（5）	醤油の赤黒い色は，アミノ酸などと糖質がアミノカルボニル反応を起こすためである
問題38	（2）	(1) 野菜類の青臭さは，脂質より酵素的に生成するアルデヒドやアルコールによる／(3) きのこ類に特有のカビのような匂いは，1-オクテン-3-オールによる。ノナジエノールはキュウリの香り成分／(4) 果実類の芳香は，成熟過程で有機酸やアルコールから酵素的に合成されるエステル類による／(5) 糖類を160〜200℃で加熱すると，カラメル化反応により，甘くて香ばしい香気成分が生成される
問題39	（4）	ワサビや大根を摺りおろすと，ミロシナーゼの作用で辛味のあるイソチオシアネートが生成される。カプサイシンは，トウガラシの辛味である
問題40	（4）	豆腐は，熱変性した大豆たんぱく質を2価の陽イオンのCa^{2+}やMg^{2+}で凝固して製造される
問題41	（1）	豆乳中の脂質は，オレオシンという乳化安定性の高いたんぱく質に結合しており，豆腐に移行し，加熱しても遊離しない
問題42	（5）	(1) CPP-ACP（乳たんぱく質分解物）には，歯を丈夫で健康に保つはたらきがある／(2) 難消化性デキストリンには，おなかの調子を整えるはたらきや糖の吸収をおだやかにするはたらきがある／(3) グルコシルセラミドには，肌の保湿効果を高めるはたらきがある／(4) キシリトールは，虫歯の原因となりにくい甘味料として使用されている
問題43	（3）	膜分離に用いられる膜の種類には，孔径の小さい順に逆浸透膜，ナノ濾過膜，限外濾過膜，精密濾過膜などがある
問題44	（2）	(1) 精白米の搗き減りは8〜10%，七分搗き米の搗き減りは6〜7%である／(3) ジャポニカ種うるち米のアミロース含量は15〜25%，インディカ種もち米の含量は0%である／(4) もち米の米粉のうち，白玉粉は生粉製品であり，道明寺粉は糊化製品である／(5) パーボイルド米は，もみ米を蒸してから乾燥，搗精したもので，糠より胚乳部にビタミンなどが移行するので通常の精白米より栄養価が高くなる
問題45	（1）	(2) サトイモで，子イモを利用する品種は，土垂，石川早生などである／(3) こんにゃくの製造には，アルカリ性の水酸化カルシウム（消石灰）を添加して凝固させる／(4) ジャガイモの粉質イモの品種は，男爵，農林一号などである／(5) サツマイモの加熱中のでんぷんの糖化に関わる酵素は，β-アミラーゼである
問題46	（1）	(2) きな粉は，乾燥大豆を焦げ目のつく程度に炒った後，粉砕したものである／(3) 絹ごし豆腐（大豆の5〜6倍の水を加える）は木綿豆腐（大豆の10倍の水を加える）よりも濃い豆乳を用いて製造する／(4) 寺納豆の一種である浜納豆は，蒸煮した大豆にコウジカビを加えて発酵させて製造する／(5) 大豆を水に浸漬後，摩砕したものは「呉」である。豆乳は，浸漬した大豆を加熱後摩砕し搾汁するか，「呉」を加熱し搾汁したものである
問題47	（2）	(1) ゴマ豆腐は，すりつぶしたゴマと葛粉を水で溶いて火にかけて練って豆腐状に凝固したものである／(3) クリの子葉の主成分は炭水化物である／(4) ゴマ油は，含まれるセサミノールの作用により酸化されにくい／(5) ラッカセイ（脂質47.0%）は，くるみ（脂質約69%）よりも脂質含量が低い
問題48	（2）	濃縮トマトのうち，トマトピューレは無塩可溶性固形分が24%未満のもの，トマトペーストは無塩可溶性固形分が25%以上のものなので，トマトピューレのほうが濃縮度が低い
問題49	（5）	(1) ブドウには，主要な有機酸として酒石酸とリンゴ酸が計0.1〜1%程度含まれる／(2) 果実には，主な糖として乳糖は含まれていない／(3) 果実の追熟（後熟）によって，果実中のでんぷんやペクチンの分解が進む／(4) 果実の成熟を人為的に促進させるためには，エチレンを用いる
問題50	（3）	(1) はんぺんは，魚のすり身にヤマノイモをすり混ぜ，熱湯中で加熱したものである／(2) すじこはさけの卵巣で，これを粒状にしたものがイクラである／(4) 魚醤油は，原料魚を内臓とともに塩蔵してつくられる／(5) かまぼこは，魚肉の筋原繊維たんぱく質が食塩水に溶解するという性質を利用したものである
問題51	（4）	(1) 筋原繊維たんぱく質の主成分は，ミオシンとアクチンである／(2) 筋形質たんぱく質は水溶性たんぱく質で，ミオグロビンやヘモグロビンが含まれる／(3) 肉基質たんぱく質の主成分は，コラーゲンである／(5) 食肉の熟成中ATPの分解により5′-イノシン酸が生成する
問題52	（2）	卵黄固形物の約65%が，低密度リポたんぱく質である
問題53	（2）	バター粒ではなく，クリームである
問題54	（4）	近赤外線を青果物などに照射して，水分，糖度，酸度を評価する
問題55	（4）	a. トレハロースの甘味度は，ショ糖の約45%である／d. スクラロースは，ショ糖の3つのヒドロキシ基を選択的に塩素で置換した化合物である

●調理学に関する科目

問題56	（4）	(1) 誘電損失係数は，大きいほうが発熱しやすい／(2) ビタミンCの損失は少ない／(3) 表面付近の温度だけが高くなる／(5) 電磁調理器は，熱効率が高い
問題57	（4）	(1) 細かく刻んだものは，まとまりにくく食べにくい。あんかけや寄せ物にするとよい／(2) やわらかくなる／(3) ミキサー食をゼリー状食品に成形したものが良い／(5) マヨネーズによってなめらかになるので，食べやすい
問題58	（4）	ホウレンソウは，ゆでた後に冷水にさらす
問題59	（2）	シュー皮の生地は，内部の水蒸気圧で膨化する
問題60	（2）	(1) 蒸しこわ飯は，ふり水で硬さが調節できる／(3) もち米重量の1.6〜1.9倍である／(4) おいしいもちは，ペースト状の糊化したでんぷんともち米の粒組織構造が平均して混在している／(5) うるち米より高い

専門選択問題
（食品流通・サービス部門）

問題番号	解答	解　説

●調理学に関する科目

問題番号	解答	解　説
問題31	（4）	(1) 誘電損失係数は，大きいほうが発熱しやすい／(2) ビタミンCの損失は少ない／(3) 表面付近の温度だけが高くなる／(5) 電磁調理器は，熱効率が高い
問題32	（4）	(1) 細かく刻んだものは，まとまりにくく食べにくい。あんかけや寄せ物にするとよい／(2) やわらかくなる／(3) ミキサー食をゼリー状食品に成形したものが良い／(5) マヨネーズによってなめらかになるので，食べやすい
問題33	（4）	ホウレンソウは，ゆでた後に冷水にさらす
問題34	（2）	シュー皮の生地は，内部の水蒸気圧で膨化する
問題35	（2）	(1) 蒸しこわ飯は，ふり水で硬さが調節できる／(3) もち米重量の1.6～1.9倍である／(4) おいしいもちは，ペースト状の糊化したでんぷんともち米の粒組織構造が平均して混在している／(5) うるち米より高い
問題36	（4）	葉物類には向かない
問題37	（2）	(1) 大豆は，5～6時間の吸水後に加熱する／(3) 煮汁が沸騰してから魚を入れると，うまみが溶出しにくい／(4) 煮しめは，煮汁が少なくてよい／(5) 含め煮はたっぷりの煮汁で加熱するため，落とし蓋は使用しない
問題38	（4）	(1) かたくなる／(2) 砂糖添加は，寒天ゼリーの離漿を抑制する／(3) やわらかくなる／(5) ゼラチンのほうが融解温度は低い
問題39	（1）	(2) ホイル焼きは食品のまわりを覆うので，水分の蒸発が少ない調理法である／(3) 野菜から出る水分が蒸気となって蒸し焼きになるので，やわらかく焼き上がる／(4) 高温短時間で揚げる／(5) 吸油率は，衣揚げ（10～25％）が唐揚げ（6～8％）よりも高い
問題40	（1）	かき卵汁には，主に透明度の高いじゃがいもでんぷんを用いる

●食品の流通・消費に関する科目

問題番号	解答	解　説
問題41	（5）	食品産業全体では85％（84％）　※数字は2013年度，（　）内は2017年度
問題42	（2）	(1) 食品ロスは，食べられるのに廃棄される食品である／(3) 2年から3年／(4) 約15kgと試算されている／(5) 寄付し，食べられた食品は食品ロスにはあたらない
問題43	（4）	(1) 養殖より漁業への依存が大きい／(2) 2019年は50％弱となっている／(3) 産地卸売市場に出荷される／(5) 魚介類の摂取量は，2005年まで肉類を上回っていた
問題44	（3）	外食元年と呼ばれるのは1970年である
問題45	（5）	外食市場だけでなく，中食市場にも大きな影響を与えた
問題46	（3）	(1) 4Pは，作り手・売り手主体の考え方であり，問題文は4C／(2) 衰退期は商品が市場から撤退することを視野に入れる段階で，宣伝広告費や営業活動費を多額に投入することはない／(4) 広告は，プル戦略である／(5) 企業が市場・顧客の要求に適合することを目的に，効率的に届ける活動であり，単に物の流れに重点を置いている物流とは区別される
問題47	（2）	円高になると輸入品価格が安くなる
問題48	（1）	(2) 販売する商品による専門店の分類は，業種という／(3) 食品スーパーマーケットの説明である／(4) 日本の消費者は鮮度指向が強く，多頻度少量買いである／(5) ドラッグストアの発展は，2000年頃からである
問題49	（4）	以前は一部の規制すべき農薬に残留基準を設定することによって規制していたが，現在では原則全ての農薬について規制されている
問題50	（1）	(2) 1970年代以降に普及し始めている／(3) 多くは調理食品である／(4) 米国陸軍が開発している／(5) カレーは約40％である

●フードコーディネート論

問題番号	解答	解　説
問題51	（5）	(1) 和食器の小皿の径は12.1cm以下である／(2) 陶器は1100～1200℃の低温で焼成され，磁器の焼成温度1200℃～1400℃より低く，生地は焼きしまっていない／(3) 磁器は吸水性がなく，かたいので煮沸の必要はない／(4) 変色するため，電子レンジは適さない
問題52	（4）	(1) 70cm四方。20～25cm四方は，カクテルパーティー用／(2) キャンドルは夕食以降のテーブルにだけ使う／(3) 位置皿の右向こうのパーソナルスペース内に配置する／(5) シッティング・ブッフェは，料理テーブルから各自が料理をとり，各自の席に持ち帰って食べる
問題53	（2）	固定費÷（1－変動費率）である （365＋100＋35＋30）÷｛1－（0.25＋0.1＋0.15）｝＝530÷0.5＝1,060万円
問題54	（2）	(1) 営業利益に営業外収益を足し，営業外費用を引いた利益は経常利益／(3) 売上げ総利益の記述である／(4) 税引き前当期利益の記述である／(5) 当期利益の記述である
問題55	（3）	ローストビーフは，イギリスの代表的な料理である。スペイン料理は，パエリアに代表され，魚，豆，ニンニク，オリーブ油を多用する料理が多い
問題56	（2）	オープンな部分とクローズした部分の両方があるタイプも加えて3タイプある
問題57	（3）	狭い店では，坪数の1.9倍程度の席数を想定する
問題58	（4）	a．3Hの中に，どのくらいの予算（how much）であるかが含まれる／c．クライアントに対する企画提案は，文書だけではなく口頭説明を含めた様々な表現方法がとられる
問題59	（2）	(1) 赤の補色は青緑である／(3) 配色のベースとなる色は基調色（ベースカラー）であり，アクセントカラーは，全体を引き締めるために用いる小面積の色のこと／(4) 本来の色よりくすんで見える／(5) 同化現象がおきる
問題60	（5）	一般的に店舗の占有率に応じて費用が設定される

◎令和5年度　専門フードスペシャリスト資格認定試験【解答】

共通問題

食品開発部門（正答率：左），食品流通・サービス部門（正答率：右）

科目	問題	正答	食品開発部門	食品流通・サービス部門
●フードスペシャリスト論	問題1	（3）	54.0%	47.8%
	問題2	（2）	72.2%	70.9%
	問題3	（3）	55.6%	53.8%
	問題4	（5）	40.7%	40.7%
	問題5※	（2）・（3）	47.6%	47.3%
	問題6	（5）	60.8%	47.8%
●食品の官能評価・鑑別論	問題7	（3）	92.3%	92.9%
	問題8	（5）	57.4%	48.4%
	問題9	（4）	75.9%	70.3%
	問題10	（3）	59.3%	52.2%
	問題11	（4）	51.3%	46.7%
	問題12	（2）	44.2%	41.2%
	問題13	（2）	55.6%	54.9%
	問題14	（2）	45.2%	42.3%
	問題15	（3）	40.2%	35.7%
●食品の安全性に関する科目	問題16	（2）	77.5%	73.1%
	問題17	（5）	34.9%	37.4%
	問題18	（4）	73.0%	68.7%
	問題19	（5）	48.1%	41.8%
	問題20	（4）	63.0%	49.5%
	問題21	（1）	29.9%	36.8%
	問題22	（3）	72.2%	67.0%
	問題23	（5）	46.8%	40.1%
●栄養と健康に関する科目	問題24	（4）	48.1%	44.5%
	問題25	（5）	23.5%	18.1%
	問題26	（2）	61.4%	52.7%
	問題27	（2）	30.2%	27.5%
	問題28	（5）	20.4%	19.8%
	問題29	（5）	52.4%	47.8%
	問題30	（5）	61.1%	58.2%

専門選択問題

食品開発部門

科目	問題	正答	正答率
●食物学に関する科目	問題31	（3）	32.0%
	問題32	（1）	26.2%
	問題33	（2）	18.3%
	問題34	（2）	31.2%
	問題35	（4）	36.5%
	問題36	（4）	33.9%
	問題37	（5）	27.0%
	問題38	（2）	23.0%
	問題39	（4）	69.6%
	問題40	（4）	60.3%
	問題41	（1）	37.6%
	問題42	（5）	46.6%
	問題43	（3）	39.4%
	問題44	（2）	27.0%
	問題45	（1）	38.1%
	問題46	（1）	60.8%
	問題47	（2）	31.0%
	問題48	（2）	51.9%
	問題49	（5）	69.3%
	問題50	（3）	49.2%
	問題51	（4）	29.1%
	問題52	（2）	23.0%
	問題53	（2）	36.2%
	問題54	（4）	35.4%
	問題55	（4）	38.6%
●調理学に関する科目	問題56	（4）	47.1%
	問題57	（4）	83.9%
	問題58	（4）	48.9%
	問題59	（2）	58.5%
	問題60	（2）	46.3%

食品流通・サービス部門

科目	問題	正答	正答率
●調理学に関する科目	問題31	（4）	42.3%
	問題32	（4）	78.6%
	問題33	（4）	50.0%
	問題34	（2）	56.0%
	問題35	（2）	42.3%
	問題36	（4）	74.7%
	問題37	（2）	76.4%
	問題38	（4）	34.1%
	問題39	（1）	67.6%
	問題40	（1）	50.5%
●食品の流通・消費に関する科目	問題41	（5）	47.3%
	問題42	（5）	74.2%
	問題43	（4）	15.9%
	問題44	（3）	71.4%
	問題45	（5）	79.1%
	問題46	（3）	63.2%
	問題47	（2）	72.5%
	問題48	（1）	42.9%
	問題49	（4）	68.7%
	問題50	（1）	69.2%
●フードコーディネート論	問題51	（5）	25.3%
	問題52	（4）	31.9%
	問題53	（2）	45.6%
	問題54	（5）	56.0%
	問題55	（3）	80.8%
	問題56	（2）	14.8%
	問題57	（3）	62.1%
	問題58	（4）	97.8%
	問題59	（2）	45.1%
	問題60	（5）	56.6%

※ 共通問題「フードスペシャリスト論」の問題5は，（2）または（3）を正解とした。

◎令和4年度　専門フードスペシャリスト資格認定試験【解答】

共通問題

食品開発部門（正答率：左），食品流通・サービス部門（正答率：右）

科目	問題	正答	食品開発部門	食品流通・サービス部門
●フードスペシャリスト論	問題1	（3）	50.5%	54.2%
	問題2	（2）	49.8%	49.5%
	問題3	（3）	48.4%	43.1%
	問題4	（2）	65.1%	70.4%
	問題5	（5）	1.6%	2.3%
	問題6	（1）	32.7%	38.4%
●食品の官能評価・鑑別論	問題7	（4）	32.0%	36.1%
	問題8	（5）	64.4%	67.1%
	問題9	（5）	41.7%	40.7%
	問題10	（3）	11.3%	5.6%
	問題11	（4）	43.5%	44.9%
	問題12	（2）	58.1%	66.2%
	問題13	（2）	46.6%	50.0%
	問題14	（2）	28.2%	28.2%
	問題15	（3）	45.0%	51.9%
●食品の安全性に関する科目	問題16	（4）	68.2%	59.7%
	問題17	（2）	51.1%	47.7%
	問題18	（5）	59.9%	52.8%
	問題19	（1）	55.2%	62.5%
	問題20	（4）	48.6%	48.1%
	問題21	（3）	50.5%	48.1%
	問題22	（4）	23.4%	20.4%
	問題23	（2）	24.5%	25.0%
●栄養と健康に関する科目	問題24	（2）	18.2%	25.0%
	問題25	（4）	72.5%	73.6%
	問題26	（3）	76.8%	75.9%
	問題27	（3）	89.4%	80.6%
	問題28	（5）	56.8%	55.6%
	問題29	（1）	29.5%	23.6%
	問題30	（4）	55.9%	54.2%

専門選択問題

食品開発部門

科目	問題	正答	正答率
●食物学に関する科目	問題31	（4）	11.7%
	問題32	（1）	48.9%
	問題33	（2）	45.0%
	問題34	（2）	36.9%
	問題35	（1）	25.2%
	問題36	（2）	6.1%
	問題37	（5）	54.5%
	問題38	（3）	46.8%
	問題39	（4）	20.9%
	問題40	（3）	45.9%
	問題41	（1）	26.4%
	問題42	（1）	45.7%
	問題43	（4）	34.5%
	問題44	（3）	27.3%
	問題45	（5）	57.7%
	問題46	（4）	10.8%
	問題47	（5）	18.5%
	問題48	（4）	24.5%
	問題49	（2）	45.7%
	問題50	（4）	68.2%
	問題51	（4）	38.1%
	問題52	（3）	21.8%
	問題53	（4）	59.5%
	問題54	（4）	69.8%
	問題55	（2）	19.1%
●調理学に関する科目	問題56	（1）	68.9%
	問題57	（3）	57.0%
	問題58	（4）	49.8%
	問題59	（4）	41.2%
	問題60	（2）	47.5%

食品流通・サービス部門

科目	問題	正答	正答率
●調理学に関する科目	問題31	（1）	67.6%
	問題32	（3）	51.9%
	問題33	（4）	49.5%
	問題34	（4）	38.0%
	問題35	（2）	41.2%
	問題36	（2）	32.4%
	問題37	（1）	56.5%
	問題38	（5）	49.5%
	問題39	（2）	67.1%
	問題40	（3）	67.1%
●食品の流通・消費に関する科目	問題41	（5）	32.9%
	問題42	（2）	33.3%
	問題43	（3）	40.7%
	問題44	（4）	32.9%
	問題45	（2）	42.1%
	問題46	（1）	16.7%
	問題47	（2）	34.7%
	問題48	（3）	90.3%
	問題49	（5）	49.1%
	問題50	（3）	75.5%
●フードコーディネート論	問題51	（3）	64.8%
	問題52	（4）	24.1%
	問題53	（3）	65.7%
	問題54	（5）	64.4%
	問題55	（1）	79.2%
	問題56	（5）	49.5%
	問題57	（5）	78.7%
	問題58	（3）	56.5%
	問題59	（2）	49.1%
	問題60	（3）	68.1%